I0134897

PREPARAÇÃO DE REFEIÇÕES KETO

Receitas Cetogênicas com Baixo Teor de Carboidratos para Queimar Gorduras, Perder Peso e Melhorar a Saúde

-

Economize Tempo e Dinheiro com o Keto Meal Prep

-

Dieta Keto para Iniciantes

KELLY KETLIS

ISBN: 978-1-80144-918-2

Copyright © 2020 Kelly Ketlis

Todos os direitos reservados. Nenhuma parte deste guia pode ser reproduzida de qualquer forma sem permissão escrita da editora, exceto no caso de breves citações incorporadas em críticas ou revisões.

Aviso legal

As informações contidas neste livro e seu conteúdo não se destinam a substituir qualquer forma de aconselhamento médico ou profissional; e não se destinam a substituir a necessidade de aconselhamento ou serviços médicos, financeiros, legais ou profissionais, conforme necessário. O conteúdo e as informações contidas neste livro são fornecidos apenas para fins educacionais e de entretenimento.

O conteúdo e as informações contidas neste livro foram compilados a partir de fontes que se acredita serem confiáveis e precisas em relação ao conhecimento, à informação e à crença do Autor. Entretanto, o Autor não pode garantir sua exatidão e validade e não pode ser responsabilizado por quaisquer erros e/ou omissões. Além disso, serão feitas alterações neste livro periodicamente, conforme e quando necessário. Quando apropriado e/ou necessário, você deve consultar um profissional (incluindo, mas não limitado a seu médico ou outro consultor profissional) antes de usar qualquer um dos remédios, técnicas ou informações sugeridas neste livro.

Ao utilizar o conteúdo e as informações contidas neste livro, você concorda em liberar o Autor de quaisquer danos, custos e despesas, incluindo taxas legais, que possam resultar da aplicação das informações fornecidas por este livro. Esta isenção de responsabilidade aplica-se a qualquer perda, dano ou prejuízo causado pelo uso e aplicação, direta ou indiretamente, de qualquer conselho ou informação apresentada, seja por quebra de contrato, delito, negligência, dano pessoal, intenção criminosa, ou qualquer outra causa de ação.

Você concorda em aceitar todos os riscos de usar as informações apresentadas neste livro. Você concorda que, ao continuar a ler este livro, quando apropriado e/ou necessário, você deve consultar um profissional (incluindo, mas não limitado a seu médico ou outro consultor, conforme necessário) antes de usar qualquer um dos remédios, técnicas ou informações sugeridas neste livro.

2

Tabela de Conteúdos

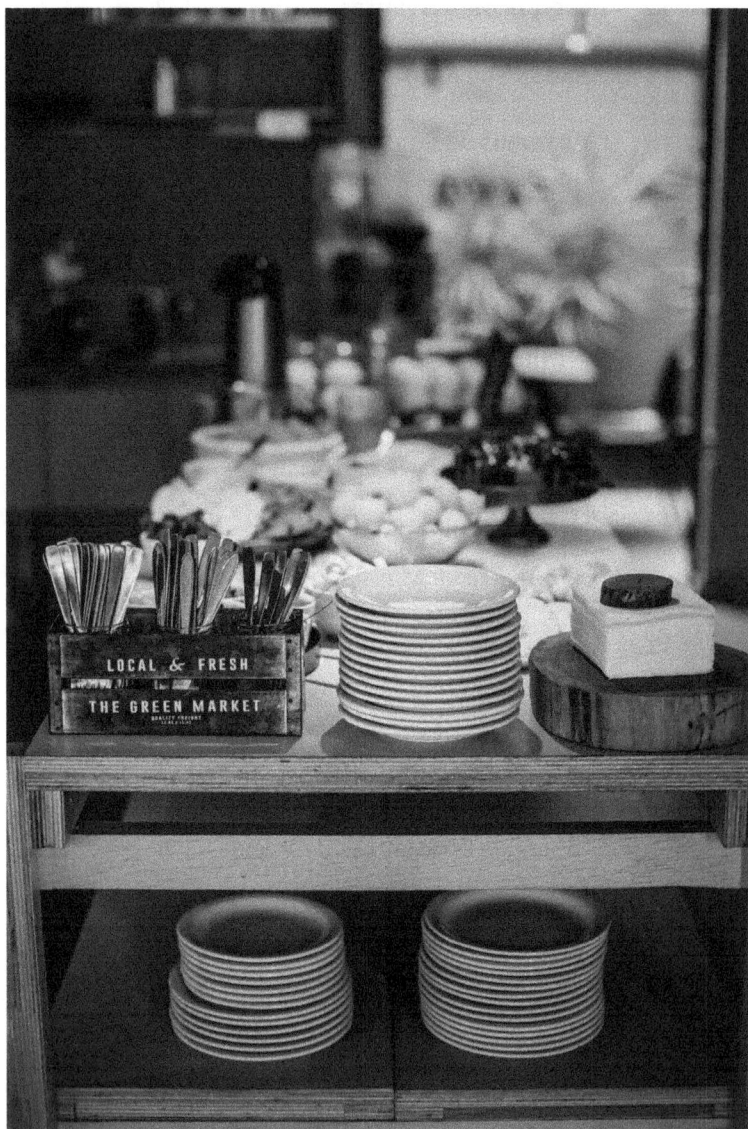

INTRODUÇÃO

Honestamente, eu percebo que se especialistas, dietistas, médicos e gerentes de spa como eu continuarmos a bater o tambor da dieta cetogênica nos ouvidos das pessoas e não encontrarmos tempo para ensiná-las a preparar essas dietas ou pelo menos escrever livros que elas possam sempre ler e voltar em seu tempo livre, elas começarão a nos rejeitar e a nos apelidar do artigo que eles mais odeiam receber pelo correio, é spam ou fraude ou ambos?

Na verdade, tudo começou quando percebi que muitos clientes tendem a deixar meu escritório sorrindo quando lhes falo sobre dietas cetogênicas e como elas podem fazer o milagre que estão esperando. Mesmo assim, muitos desses clientes voltariam após três ou quatro semanas e começariam a discutir no meu escritório - essa merda de que você me falou é uma farsa! Você mesmo é um canalha e, você sabe, todos os tipos de nomes. Quando eles são suficientemente pacientes, pergunto-lhes como se prepararam, o que usaram, o que fizeram e não fizeram. E eu sempre percebo que o problema não são as dietas keto, mas que são eles e a preparação cetogênica, que foi feita de uma forma muito bagunçada.

Meus colegas proprietários de spa e nossos amigos dietistas têm sempre a mesma história para contar também. As pessoas também cometem erros, o tempo todo. Como a maioria das pessoas não entende como funcionam originalmente as dietas e a preparação cetogênica, o que deveriam ter feito quando ficaram confusos, ou não tinham certeza, era chamar os especialistas que a recomendaram, seja de dia ou de noite. Mas ninguém faz isso aqui, esta é a América, o lar da liberdade. Quem quer passar a vida seguindo as ordens de um médico irritante? Eles não estão errados!

Mas se você não está sempre pronto para dançar ao ritmo de um médico horrível ou dietista, então você deve pelo menos entender o que é a dieta cetogênica e ser capaz de fazer uma preparação fantástica para a dieta Keto. Se você pode fazer isso, levante sua mão!

Minhas estatísticas empíricas realmente mostraram que 6 em cada 10 pessoas que estão tentando uma dieta cetogênica não conseguem reunir os ingredientes necessários para a preparação perfeita da refeição cetogênica.

8

Eles têm pouca ideia de como se faz, não perguntam, e quando alguns decidem ligar para você, eles ligam a cada segundo, de tal forma que você pode até desmaiar tentando explicar. Entretanto, alguns podem ainda não seguir a dieta cetogênica e lhe dirão que seguiram suas instruções na preparação de refeições. É claro que você sabe que isso é mentira. Mas qualquer que seja o caso, ainda teremos toda a culpa, culpa e acusações da sua própria imprudência. Portanto, pessoalmente, sempre me perguntei se tal situação não levaria a alguns problemas de desenvolvimento para spas de saúde que não podem fornecer soluções onipotentes para seus clientes. Como um cliente cometeu erros por conta própria e ainda veio ao escritório para reclamar e abusar de nós, ele provavelmente vai falar mal de nós a outros clientes. Nenhuma empresa quer lidar com essas pessoas, e nós, em nosso centro de bem-estar, não somos exceção.

Esta é a principal razão pela qual decidi dar algumas explicações místicas para quem deseja conselhos detalhados e secretos sobre os estilos corretos de preparar uma dieta cetogênica. Dessa forma, pelo menos um bom número de pessoas, incluindo aquelas que talvez nunca me conheçam, podem agora usar minhas ideias sobre a preparação da dieta Keto.

Você pode sempre levar este livro para a cozinha, lê-lo na cama, abri-lo durante as horas de lazer, lê-lo no chá, durante uma pausa e estudar aqueles pontos onde muitas vezes ficam confusos até se tornarem mestres no assunto. Claro, você também pode me contatar o dia inteiro, mas tenho certeza de que desta vez haverá grandes perguntas ou agradecimentos. De qualquer jeito, está bem para mim. Também é verdade que pelo menos não vamos perder clientes deste jeito, só poderemos conseguir mais. É por isso que agora você tem todos os segredos da preparação de alimentos cetogênicos em suas mãos.

Eu tentei incluir alguns segredos impressionantes sobre a preparação de alimentos cetogênicos. Não vou lhe dizer que você tem sorte de ter conseguido isto. Vou apenas esperar que você devore todas as páginas deste livro e as aprenda bem, depois compare sua dieta com a de qualquer outra pessoa neste mundo que não o tenha lido e tenho certeza de que você estará fazendo a coisa certa.

Você poderia erguer seu copo para um brinde? Sua dieta deve ser mais bonita, emocionante e adorável, o sabor em sua boca deve ser o melhor! Mas não é tanto apreciar um excelente bolo de creme, é muito mais do que reduzir sua barriguinha de cerveja e gordura "mais do que você precisa", é também para seu corpo, sua autoestima e seu espírito. Eles vencerão.

Minha filha saiu uma tarde com minha mãe, voltou e começou a contar histórias engraçadas que nunca mais saíram da minha mente desde aquele dia. Elas tinham saído para um belo passeio em uma tarde fria, e a certa altura um homem correu atrás delas por dois quarteirões só para cumprimentá-las. Sério? Vocês o conheciam? Eu perguntei. Não me lembro do nome que minha filha falou, mas a questão é que este cara era um estranho e se apresentou à minha mãe com um sorriso: "Oi, eu sou (seja qual for seu nome), tenho 45 anos e trabalho bem na rua em Berkshire Hath. Eu já vi você centenas de vezes. Nunca com um homem, e às vezes com sua linda menina. Podemos jantar juntos algum dia? Eu gostaria de passar algum tempo com você. Você sabe... ".

Larguei as roupas que estava passando e olhei para minha filha, sorrindo surpresa, ela tem 5 anos e não conta mentiras. Eu sei que de jeito algum é possível que ela tenha inventado isso. Qualquer pessoa que conheça minha mãe pela primeira vez realmente pensa que ela tem 41, embora na verdade ela tenha 57. Ela faz um pouco de ginástica, mas o que ela basicamente faz é dieta. E a segue até o último detalhe. Ela presta atenção especial à preparação de sua comida keto, e você nunca pode cozinhar comida não saudável na frente dela. Sua dieta cetogênica é tão sofisticada que, desde que ela convidou alguns nutricionistas para jantar, eles a convidaram para palestrar em grupos de dieta. É claro que eles querem voltar para jantar na casa da minha mãe.

Portanto, o estilo de vida de minha mãe a ajudou a permanecer tão charmosa que, mesmo aos 57, um homem de 45 anos a considerava muito mais jovem e estava disposto a ter um relacionamento com ela. Céus, ainda traz sorrisos ao meu rosto. Agora que penso nisso, existe uma velhice melhor do que ficar brilhando, parecendo adorável e mais jovem a cada dia? Sinceramente, não pretendo mais. Meu bebê disse que a mãe respondeu mesmo assim. E o que ela disse, é melhor eu deixar que você adivinhe.

Esse incidente me inspirou. Tenho sido fiel à minha dieta desde então. É outra vantagem das dietas cetogênicas sobre outros métodos, incluindo o jejum intermitente. E tenho prestado atenção especial à minha preparação da dieta cetogênica desde então.

Se você fizer isso o suficientemente bem, a preparação adequada de alimentos cetogênicos pode ser o seu passaporte para o coração de todos. Houve um dia em que estávamos sentados perto da entrada de um restaurante quando uma senhora entrou silenciosamente. Ela parecia tão impressionante que todos os olhos se ergueram de todos os ângulos para admirá-la naquele instante, e ela chamou a atenção de muitas pessoas o tempo todo. Você sabe o que é isso? Na verdade, sabia que a tinha visto em algum lugar antes, mas não lembrava onde, até um momento em que eu a estava olhando através de um espelho e sua imagem de repente encheu meu cérebro. Sim, foi na primeira sessão de dieta que participei, e ela tinha o dobro, senão o triplo de seu tamanho atual.

Certamente você também se lembra de uma mulher tão marcante. Que momento emocionante, quando uma bela mulher do século 21 entra no shopping exatamente quando você vai e você vira a cabeça para olhar bem para ela. Claro que ela não estava com você, mas com certeza aquela mulher de quem você lembra não é gorda. Ou ela treinou seu corpo com planos corporais magníficos ou o manteve. Essa é a tendência na cidade, você quer ser o foco de todos os olhares no século 21, seu corpo é seu passaporte. Não estou dizendo que as dietas cetogênicas e os alimentos cetogênicos adequados sejam sua única saída; há também a dieta Atkins, a dieta baixa em carboidratos, o jejum intermitente e muitas mais. Mas um plano como o jejum intermitente não pode ser recomendado por especialistas devido às suas complicações. Atkins and Company não é tão popular e estão cheios de complicações. Às vezes, essas dietas são recomendadas apenas para certos tipos de pacientes, não para todos.

Onde isso deixa você? Na porta da dieta cetogênica, o plano de dieta mais popular do mundo. E isso significa uma coisa, ou você aprende a preparar melhor a refeição cetogênica ou você volta ao seu dietista nas próximas duas semanas e lhe diz que é um fiasco.

Além de lhe oferecer saúde natural, pode ajudá-lo a ter um corpo bonito. Ter um corpo obeso não foi um grande problema em séculos passados, mas nos Estados Unidos hoje, todos parecem passar por você e ignorá-lo quando você está gordo. Seus amigos já têm uma série de nomes para você, cabeça gorda ou osso gordo ou balão ou lagarta. Certa vez, uma cliente chorou em meu escritório, porque seus amigos lhe disseram que tudo o que ela precisava para se tornar um elefante era uma tromba e tinta. Seus companheiros de time também encontrarão apelidos para você se você jogar beisebol ou basquete. É pior se você jogar squash, todos farão uma piada sobre você e alguém lhe dirá que você é muito gordo para tentar vencê-los, não tenho certeza, mas talvez, apenas talvez, eles estejam certos. Os empregadores também não terão certeza de que você encaixe bem em seus "escritórios inteligentes". As garotas não querem um cara que pareça maior que o pai e, o pior de tudo, a maioria dos homens também não quer uma mulher gorda, sua louca corrida por mulheres magras e sensuais hoje em dia é algo que você talvez nunca entenda.

Quando você visita lojas, empresas, bancos ou outros lugares e olha o pessoal do shopping, os funcionários do banco, a indústria do entretenimento ou funcionários de museus de arte; certifique-se de escanear o maior número possível de pessoas na próxima vez que visitar esses lugares. Você pode se surpreender ao descobrir que a proporção de pessoal acima do peso em relação aos outros é de cerca de 1 a 40. Parece que todos estão interessados apenas em senhoras elegantes em poses brilhantes e trajes curvilíneos. Também ninguém leva a sério os homens gordos. Como diriam alguns garotos em Omaha, "você não pode ter um corpo gordo e um cérebro gordo, você só pode caber em um deles". Então, onde exatamente você quer se encaixar se você se recusar a controlar sua dieta, no tipo de pessoas com as quais ninguém quer contar?

O fato de a sociedade não apreciar o excesso de

gordura não é sequer o principal motivo para experimentar a dieta cetogênica; os principais motivos vêm da saúde. As chances de combater a doença de Parkinson, Alzheimer e Lolu Gehrig antes que elas ataquem é algo que você não quer perder. Se você tiver alguma delas, pode ajudá-lo, ao mesmo tempo em que garante que você continue com sua melhor aparência.

De fato, a dieta cetogênica fornece alguma ajuda no tratamento da epilepsia, entre outros casos de saúde que discutiremos mais tarde.

Talvez não haja melhor começo do que dar a minha própria orientação sobre toda a história. Eu sinto que você precisa saber o que é a dieta cetogênica e o que é a preparação da refeição Keto.

Vamos fingir que você é uma linda cliente muito acima do peso que veio ao meu consultório pedindo conselhos sobre como perder peso e eu acabei de falar com você sobre a dieta cetogênica.

Então você me diz: "Sério, o que é isso?" É simples. Eu ofereço uma xícara de café e começamos. Tenho certeza que você leu algumas ótimas histórias sobre a dieta cetogênica, como você pode fazer isso, fazer aquilo, blá, blá, blá. Mas, para ser mais claro, a dieta cetogênica se refere a um estilo de controlar os nutrientes daquilo que você come de forma que ocorra a cetose. Espere, não comece a franzir a testa, antes de dizer qualquer coisa, deixe-me explicar. A cetose ocorre quando o corpo não tem carboidratos suficientes para converter em energia para o corpo usar, então, em vez de reclamar dos carboidratos, o corpo simplesmente se regula e converte o excesso de gordura do corpo em Energia.

Bem, a dieta cetogênica é tão simples quanto parece. Apenas para que seu corpo desfrute plenamente dos benefícios das dietas cetogênicas, há uma tonelada de dicas que acho que você deve manter em mente. Dietistas, médicos e muitas pessoas que administram spas de saúde não sempre falam sobre essas coisas. Não porque sejam ruins, não, não estou dizendo isso, geralmente é porque o que você parece precisar é a perda de peso e é nisso que eles querem te ajudar a focar. Embora muitos deles não saibam realmente qual é o verdadeiro problema.

Além disso, a maioria dos clientes nunca ligará para pedir detalhes, apenas a introdução e boom, eles estarão no mercado misturando bacon e cenoura, mas isso agrada seus espíritos. Mas o que ninguém diz é que, se você não entender com cuidado como iniciar uma dieta de preparação de refeições Keto perfeitamente, pode acabar misturando as probabilidades com os erros.

O grau de prazer e o benefício que você obterá dependem de quanto você entender a preparação dos alimentos, seus ingredientes e a proporção que precisa de cada um deles. É por isso que coloco muita ênfase em aprender a preparar as refeições e não tanto na dieta keto. Na verdade, você sempre encontrará muitas informações sobre a dieta cetogênica: o que você pode fazer, por que é quando pode usá-la, mas nunca "como". Mas assim que este livro terminar, você saberá o "como".

Há muitas conversas em bares sobre perda de peso, conversando com pessoas você aprenderá muitos métodos. Mas sempre lembro que nem tudo funciona para todos e que meu corpo é diferente. Portanto, se você está seguindo uma dieta, deve ter certeza de que é o que seus médicos reconhecem como seguro e o que funciona para a maioria das pessoas.

Existem coisas que você não deve tomar, a menos que você seja um paciente epiléptico, com câncer ou algum tipo de paciente. Se você tomar essas coisas enquanto não for um paciente, provavelmente poderá terminar seus dias entre o trabalho e a clínica ou subtraindo alguns anos da sua vida. É por isso que dizem que você não deve tentar nada sem a aprovação do seu médico.

Não se preocupe, acho que quase sempre, até mesmo os especialistas médicos aprovam a dieta cetogênica para meus clientes quando eu a sugiro. De fato, o método mais conhecido que médicos e nutricionistas preferem mencionar quando as pessoas nos procuram em busca de ideias sobre como queimar calorias é a dieta cetogênica. E faz a mágica sem nenhuma decepção. Na maioria das vezes, a única mágica que faz é ajudar na perda de peso, quando, na realidade, há cento e dez outros benefícios que o método pode trazer. Muitas vezes, as pessoas também têm dificuldade em manter as dietas cetogênicas. Pelo mesmo motivo, que tudo o que conseguem é a perda de peso.

Eu realmente não quero pensar sobre isso, existem métodos mais simples, mais saudáveis, mais baratos e mais eficazes, mas tudo o que as pessoas fazem é se ater ao que ouvem de seus amigos.

Agora você viu por que temos que falar sobre a preparação dos alimentos Keto em detalhes. Não quero que você entre em meu escritório depois de ler isto. Por isso, acrescentei tudo o que você pode precisar para se tornar aquela estrela impecável graças à dieta deste livro. Além dos métodos e receitas possíveis, incluí também como preparar uma refeição Keto a um preço bastante baixo. Portanto, não é preciso quebrar porque você precisa de um corpo melhor. Você vai se livrar do excesso de gordura, tornar-se mais saudável, mais jovem, mais vivo e mais feliz se estiver disposto a percorrer o caminho das próximas páginas comigo. Vamos? Tenho a sensação de que nossas respostas são semelhantes, dê-me sua mão, vamos de mãos dadas e vamos juntos. Um brinde a um 'você' mais saudável.

1.
INICIANDO A DIETA CETOGÊNICA

Estou ansiosa para colocar um prato cetogênico na sua mesa agora, ou talvez convidá-lo para um jantar inesquecível na casa da minha mãe (também não sou má cozinheira, mas devo dizer que tenho maus modos à mesa e sou uma péssima anfitriã).

Mas eu sinto que não é o que você precisa agora, em vez disso, você precisa saber como começar e fazer os pratos você mesmo. Portanto, relaxe e explicarei como você pode começar a fazer essas iguarias e se tornar um profissional

A primeira coisa que você precisa saber é o motivo de fazermos uma dieta cetogênica e o que acontece com seu corpo. Normalmente, a dieta cetogênica consiste em preparar refeições para entrar em cetose.

Vejamos, o que é a cetose?

A cetose é uma reação normal que ocorre em nosso corpo quando tudo parece não estar certo em alguns aspectos. É semelhante a ter um jeans azul e um preto. Você prefere o preto e usa todos os sábados. Neste sábado, você foi ao seu armário e encontrou seu jeans preto rasgado. Você certamente não poderá usar e não há como consertar. Ou você veste o jeans azul ou sai pelada. Eu me pergunto o que poderia acontecer com um adulto vagando pela rua nu. Até minha filha me diz agora que não pode sair do banheiro sem roupa. Portanto, é provável que você use o azul.

Isso é exatamente o que acontece no caso de cetose. Cada parte e fibra do nosso corpo precisa de muita energia para funcionar. Mesmo o cérebro que trabalha dia e noite pode ficar muito cansado e fraco se não houver energia, e a energia, como dizem os cientistas, é obtida dos carboidratos. Outros alimentos também podem fornecer energia ao corpo, mas nenhum se compara aos carboidratos, porque outros sempre têm outras atribuições.

Portanto, os carboidratos são especificamente

estruturados para serem convertidos em energia e entre outros tipos de alimentos que podem fornecer energia existem proteínas e gorduras. A proteína raramente tem excesso no corpo, de alguma forma tem como garantir que ele seja esgotado ou descartado. Uma dessas maneiras é fazer com que um cavalheiro de boa aparência distribua em um ônibus, um gás com um cheiro horrível de partir o cérebro. Você sabe, aquele tipo de cheiro que preenche seu cérebro, boca e sentidos e o deixa tão maluco que você nem sabe exatamente o que planeja fazer a seguir.

Para as gorduras, quase não há escapatória. Elas estão empilhadas no corpo e espalhadas por todos os lugares possíveis. É por isso que sua cabeça, mãos e pernas começam a inchar. Dobrando ou triplicando o seu tamanho. O problema é que o teor de gordura pode aumentar tanto que começa a afetar negativamente alguns órgãos importantes, como rins, coração e pulmões.

No entanto, deliberadamente ou não, você não pode fornecer a quantidade adequada de carboidratos que seu corpo converte em energia. Imagine uma diretoria em seu corpo: "Gente, não estamos transformando nem carboidratos em energia, o que devemos fazer?" Então, começam a se alimentar das gorduras que ficam ociosas no corpo. É por isso que uma pessoa que reduz a ingestão de carboidratos provavelmente ficará magra.

Aquela etapa em que o corpo decide converter a gordura corporal como resultado de carboidratos inadequados é exatamente o que é chamado de cetose.

Muitas vezes, a cetose não ocorre em nosso corpo, pois temos dificuldade de não comer nada e de manter a boca fechada. Mas precisamos nos livrar do excesso de gordura acumulada para acumular quilos extras em nosso corpo, e é por isso que preparamos dietas cetogênicas.

Então, o que são dietas cetogênicas?

A dieta cetogênica não está longe de outras dietas, a grande diferença é que a comida é preparada em um estilo primorosamente diferente. A porção e o nível de nutrientes de cada alimento são medidos e controlados antes que você possa comê-los.

Normalmente, a dieta cetogênica é planejada e preparada de forma que possa forçar o corpo a perder peso e consumir o máximo de gordura em excesso do corpo. De acordo com um estudo sobre dietas cetogênicas, a maioria das pessoas nem mesmo acredita que pode planejar essa dieta e controlá-la por conta própria, então costumam consultar um nutricionista. Pelo menos na primeira vez. Há quem acredite que pode fazer uma dieta mista com frequência. Mas, realmente, exceto por uma situação incomum e talvez algumas complicações de saúde, todos podem fazer uma boa refeição cetogênica para si mesmos.

Apenas uma má notícia, há coisas que não podem mais ser comidas. Existem muitos alimentos ricos em carboidratos ou açúcar. Se for um de seus favoritos, tenho que começar a me desculpar, o início da dieta cetogênica é provavelmente o fim deles. Agora você sabe que a cetose não pode acontecer se você comer apenas açúcar e carboidratos. Não pode ser. Sua preparação de alimentos cetogênicos deve conter alimentos com baixo teor de carboidratos, e esses raramente são os favoritos de alguém. Obviamente, você comerá carboidratos, mas normalmente será uma porcentagem muito baixa. Você apenas tem que ter em mente que é sua melhor aposta, enquanto continue a precisar que seu corpo transforme gordura em energia e cetonas que seu fígado pode até converter em energia e fornecer ao cérebro.

Na maioria das vezes, você não tem certeza se uma dieta tem proporções altas ou baixas de carboidratos e pode ser necessário falar com seu nutricionista antes de adicionar qualquer outra coisa à sua dieta. Portanto, seu nutricionista geralmente o aprova. Se você me perguntar, essa é a parte que a maioria dos americanos odeia nas dietas cetogênicas. O fato de alguém dizer a eles o que podem e o que não podem comer. Bem, ninguém gosta e a única alternativa é fazer jejum intermitente.

Mas isso pode significar não comer nada por algumas horas. Você não deve nem comparar o jejum intermitente com a dieta. É um sistema completamente diferente. Você nem sempre precisa consultar um médico ou nutricionista. Se você encontrou o conselho, pode preparar uma refeição Keto perfeita você mesmo. Continue lendo, logo veremos como preparar as refeições.

A dieta cetogênica não está muito longe das dietas com baixo teor de carboidratos e da dieta Atkins. São necessários apenas alguns truques para transformá-las em dietas cetogênicas padrão. Às vezes, eles funcionam assim também. Os benefícios desta dieta para a saúde são o principal motivo pelo qual é sempre recomendada, e eu disse que você pode experimentá-la se tiver peso normal. Você não precisa que as pessoas digam que você está se transformando em um mamute antes de começar a controlar seu peso.

Sempre existe um excesso de gorduras que o corpo pode eliminar e utilizá-las com cautela, o que não é uma má ideia.

Ao contrário de métodos não comprovados, como o jejum intermitente, do qual ninguém tem certeza absoluta, as dietas cetogênicas são legais e às vezes recomendadas até mesmo para crianças e, em muitas situações, para algumas doenças.

Princípios da Dieta Cetogênica

Existem algumas regras que você deve manter em mente; se puder segui-las, você será uma estrela.

Regra 1: Não há competição. Você não faz isso para competir com ninguém. Não é um tipo de exercício, onde você discute com seus amigos "Eu fiz 50 flexões", "Eu fiz melhor, fiz 70". Comparar-se com seus amigos pode fazer você pensar que é muito rápido ou muito lento. Ninguém está perseguindo você, ouvindo os ritmos do seu corpo e observando pacientemente as mudanças. Então espere até ver as mudanças, sem confrontar ninguém. As críticas são os produtos mais baratos do planeta.

Regra 2: Greve de açúcar. Isso é o que a maioria dos meus clientes não acha fácil de se adaptar. Todo mundo está acostumado com doces, bolos e pastéis. Você tem que reorganizar sua dieta, seus carboidratos serão afetados principalmente. Mesmo assim, quero ouvir aquela voz dentro de você que diz "Sim, farei isso por mim!" Sem histórias. Doces espumantes, pirulitos? Esqueça!

Regra 3: Verifique os rótulos. Quem se importa em verificar os rótulos dos alimentos? Querida, esse "quem" terá que ser você a partir de agora. Você tem que contar a quantidade de carboidratos e gorduras que está ingerindo e ter certeza de que são do tamanho que o seu médico aprovou.

Regra 4: Faça amizade com fibras e vitaminas. Existem carboidratos que fornecem uma série de nutrientes benéficos, como ferro, potássio e tiamina. Portanto, como você está cortando carboidratos, precisa encontrar uma maneira alternativa de tomá-los. Você deve usar muitos vegetais, de preferência folhas verdes. Use óleo, ovos e bacon, alimentos ricos em fibras.

Regra 5: Não faça isso para sempre. A dieta Keto é ótima, mas nunca experimente por mais de três meses se não quiser parecer uma vítima de febre tifoide. Não deve ser continuado por muito tempo, apenas de vez em quando, e você ficará em forma como sempre.

Regra 6: Não negligencie os profissionais. Eu tenho que adicionar isso também. A maioria dos clientes não vem nos visitar enquanto comem alimentos não saudáveis. Quando eles falham em sua dieta, eles discutem conosco como se fosse nossa culpa. Você não precisa se meter em encrencas e depois nos lembrar, estamos aqui todos os dias, entre em contato conosco!

De acordo. Agora que você conhece as regras, deixe-me sugerir alguns benefícios incríveis que você obterá com a preparação da refeição Keto.

Benefícios para a saúde da Dieta Keto

Você já imaginou como é calculada a quantidade total de sal no mar? Difícil e talvez impossível, certo? Medir o benefício total da dieta Keto para a saúde pode ser tão difícil quanto isso, porque as descobertas científicas continuarão a aumentar. Ainda há muitas coisas que não sabemos sobre a dieta cetogênica. Mas, por enquanto, podemos considerar alguns benefícios registrados.

Perda de peso: coloque a mão no coração, há um motivo principal para você começar a ler sobre a dieta cetogênica que está longe de ser a perda de peso? Bem, foi assim que minha mãe também descobriu. Às vezes, o jejum intermitente pode ser lento e ineficaz, mas isso não é questionável no caso da dieta cetogênica. Se as suas refeições forem bem preparadas, a sua perda de peso está garantida. Você sabe que perder peso significa perder gordura, o que significa menor chance de problemas hepáticos, renais e cardíacos.

Epilepsia: Isso é algo que muitas pessoas não sabem. A dieta e a preparação adequadas de Keto podem ajudar seu corpo a combater a epilepsia. As dietas Keto podem parar as convulsões muito bem. Eu diria que parece uma coisa boa. No entanto, isso funciona na maioria das vezes para crianças, mais do que para adultos.

Diabetes: A dieta Keto pode ajudar a diminuir o risco de diabetes tipo 2. Isso ocorre porque a quantidade de açúcar liberada na corrente sanguínea é reduzida devido à ingestão reduzida de carboidratos. Mesmo que sua insulina não funcione conforme o esperado, seus níveis de açúcar no sangue não irão aumentar e você provavelmente não terá que se preocupar com diabetes tipo 2.

Estimula o cérebro e reduz distúrbios cerebrais: comecei a perceber por que minhas notas altas na escola caíram em algum momento quando fui ao médico de família com minha mãe. Ele nos disse que comer muito açúcar não faz o cérebro funcionar bem. Os médicos também nos disseram que poderia ajudar minha mãe quando ela teve mal de Parkinson e ainda presto esse depoimento toda vez que falo sobre ela hoje. O aumento da ingestão de gordura criou um efeito neuroprotetor em seu sistema corporal, e gradualmente sobreviveu a isso. Nas sessões regulares nos hospitais onde vou treinar, sempre fico inspirado ao ouvir pessoas falando sobre como a dieta cetogênica começou a ajudá-las a combater doenças degenerativas como Alzheimer, ELA, Parkinson e autismo.

Faz bem ao coração: Uma dieta regular pode defender tão bem o coração contra o colesterol alto que pode desenvolver doenças cardiovasculares, que outra como essa não é facilmente encontrada em lugar nenhum. Se você me perguntar, é muito segura.

Com toda essa série de benefícios envolvendo cérebro, corpo, coração, epilepsia, peso e muitos outros problemas, você tem certeza de que não quer experimentar a dieta cetogênica?

¿Como Iniciar uma Dieta Keto?

Agora é a hora de começar! Como você começou? "Kelly, gosto disso, mas nem sei por onde começar. Será que algum dia vou conseguir fazer isso?" Um cliente ergueu as mãos ao ar com entusiasmo depois que eu lhe contei sobre a dieta Keto. Se você decidir fazer perguntas, provavelmente será a pessoa número 699 ou talvez 700 a perguntar.

Para começar, não é grande coisa, basta fazer um plano de dieta, de preferência com o seu médico, e começar.

Provavelmente você sinta alguns desconfortos e o que eles chamam de "gripe Keto". Esta é apenas uma pequena doença que afeta você enquanto seu corpo tenta se adaptar ao novo sistema. Não se preocupe, são sempre leves e o seu médico já sabe que você vai visitá-lo, provavelmente vai receitar remédios se precisar.

Então, para começar, faça um rascunho de sua preparação para a dieta Keto, pegue seus novos ingredientes e comece!

Às vezes você não sabe quais opções estão disponíveis para você, pois dizem que você não pode comer tudo. Deixe pra lá, eu tenho a lista pronta para vocês, próxima página.

2.

LISTA DE ALIMENTOS PARA A DIETA KETO

Então, como alguns dos meus clientes, você já ouviu falar que começar a dieta Keto significa que você só pode comer aqueles alimentos que você repugna toda vez que os vê na loja? Esse tipo de coisa é o que meu colega chamaria de "boatos falsos".

Longe desses rumores, existem muitas comidas deliciosas que você pode comer mesmo sem carboidratos. Tranquilo!

Mas o problema é que a maioria das pessoas que estão começando nem sempre sabem preparar refeições, mesmo aquelas que começaram há muito tempo não perceberam que preparar refeições cetogênicas não tira a vida dos alimentos, mas sim adiciona cor.

Mas antes de falarmos sobre o preparo das refeições, vamos falar sobre os alimentos que podem ser consumidos. Diga-me, agora que você está na dieta cetogênica, o que pode comer? O que você não pode comer? Você acabou de dizer que não pode comer ovos? Opa. Basta apertar os lábios e ler. Eu compilei a lista de alimentos que você pode comer, então dê uma olhada nesta lista e me diga se eles são tão ruins quanto você pensava.

Frutos do Mar

Não sei como, mas você tem que ter certeza. Frutos do mar devem ser incluídos nos ingredientes de suas receitas cetônicas. Frutos do mar são realmente bons. Eles fornecem gorduras ômega 3 e isso é algo que eu sei que você vai precisar muito quando começar a cortar nos carboidratos.

Na maioria das vezes você me ouve dizer frutos do mar, falo de ostras, sardinhas, atum, polvo, salmão, cavala, mexilhão, bacalhau, lula e qualquer alimento que se apanha no mar.

Ovos

Sim, você já viu. Eu me pergunto quem trouxe a ideia nojenta de que os ovos são a maneira mais segura de aumentar a obesidade. Como? A *Health Wise* disse em sua revista no ano passado que os ovos são inocentes dessa acusação. Em vez disso, você deve considerá-los um dos ingredientes mais saudáveis para incluir em suas receitas cetogênicas.

Na verdade, cada ovo que você pega contém cerca de 6 gramas de proteína e um grama de carboidratos. Isso significa uma coisa, que os ovos são naturalmente um fornecedor de carboidratos muito pobre. Você pode fazer seus ovos como quiser, fritos, cozidos, com manteiga, omeletes, ovos mexidos e qualquer estilo que você lembrar, desde que não os misture com alimentos ricos em carboidratos, como batatas.

Outra razão pela qual você deve incluir ovos em sua dieta é a facilidade com que você pode fazê-los. Você não precisa passar anos na cozinha tentando fazer algo complicado e sofisticado. E mesmo se você estiver no exterior, os ovos estão sempre disponíveis em todos os lugares. Portanto, mesmo quando você estiver viajando e não puder fazer receitas especiais, confie nos ovos. Então, acho que se você está de férias, não quer passar muito tempo na cozinha. Que invenção são os ovos! Eles também são rápidos e fáceis de preparar. Você apenas tem que quebrá-los e criar algo.

Mas eu tenho que te avisar, você não quer aumentar o excesso de colesterol no seu corpo também, então não coma todos os ovos da geladeira, só cobras fazem isso, e você é um ser humano, não uma cobra.

Carne Bovina e Suína

Se tem pessoas cuja aparência física deixa todo mundo com inveja, vá até elas e pergunte se elas já comeram carne de boi e de porco. Você ficará surpreso ao saber que a carne bovina e suína são as preferidas dessas pessoas, ao contrário do que as pessoas pensam. De fato, o Dr. Erickson, um professor mexicano, conduziu seus alunos em uma investigação no final do ano passado. Eles queriam saber quantas pessoas acreditavam que a carne poderia aumentar as chances de obesidade, eles se surpreenderam com 73% de resultados positivos na pesquisa!

Uau, esse tipo de hipótese ainda está viva neste século? Se você for um membro desse grupo, pegue o telefone e ligue para cada pessoa a quem você contou essa falácia.

Portanto, fique tranquilo, você pode comer carne à vontade, isso não promove a obesidade. Se você notar que está engordando nessa hora que aumenta a ingestão, creio que não é exatamente a carne, você precisa levar em consideração outros fatores também, com o que você come? É daí que você tira a gordura, pare de acusar os inocentes.

Também me lembro da Dra. Rashford nos dizendo durante uma sessão noturna:

"Você deve ir para a carne vermelha de animais alimentados com plantas quando você tem uma escolha." A revista *Earthly Health*, em artigo publicado no ano passado, também falou sobre isso, afirmando que as carnes orgânicas são mais saborosas em todos os sentidos. Então, se você está planejando sua dieta, ou vai me convidar para jantar mais cedo ou mais tarde, lembre-se, primeiro os herbívoros.

Aves de Criação

Em média, cada caldo de frango será uma boa adição à preparação de sua refeição cetogênica. Aves geralmente têm baixo teor de carboidratos, são saborosas, nutritivas e não são difíceis de preparar. Elas podem iluminar tudo em seu prato. Claro, elas também dão o sabor da sua sopa. Eu nem sei se poderei ficar sem elas, seja para preparação de alimentos Keto ou refeições em geral. Se avicultura fosse como pescar, eu não seria pescador, seria caçador de pássaros, se é que existe, eu os amo!

Estamos falando de peru, frango, codorna e todas as suas famílias. Nenhum deles deve preocupar você, você pode comê-los todos durante sua dieta cetogênica.

Azeite

Aposto que vejo você agradecendo ao céu que isso está incluído, eu te conheço, é a primeira coisa que você faz. Os azeites contêm uma quantidade impressionante de lipídios e gorduras saudáveis. Seu corpo precisa de muitos deles para continuar a cetose, portanto não tenho escolha a não ser verificá-los em minhas recomendações. Se o azeite for bom, não tenha medo de transbordar, eu pessoalmente não consigo comer nada sem muito azeite nas minhas refeições. Seja peixe, carne ou vegetais. Portanto, não se preocupe.

Use azeite de oliva extra virgem, o melhor, mas experimente também óleo de abacate, coco, amêndoas e sim, até avelãs são tudo para você. Experimente também o óleo de nozes de macadâmia. Que delícia! Eles são meus melhores aliados na preparação de deliciosos pratos cetogênicos.

Frutos Secos

Não posso falar por outros países, mas a maioria dos frutos secos nos Estados Unidos são exatamente os petiscos que você deve ter no bolso durante a dieta cetogênica. Raramente considero frutos secos como pratos de verdade, mas minha lista de lanches está sempre cheia de variedade.na verdade, não os usamos apenas porque são melhores do que a maioria das frutas durante o período da dieta cetogênica. São pratos especiais para preparar as refeições. Eles ajudarão a combater a obesidade com tal força que acabarão com ela para sempre. Então, você realmente precisa deles. Agora estou falando de nozes, castanhas do Brasil, macadâmia (meus preferidos), avelãs, amêndoas, amendoins naturais, pistache, sementes de gergelim (ótimo para preparar o gersal), sementes de linhaça, sementes de girassol, sementes de chia e nozes pecan.

Produtos Lácteos

Quem disse que os produtos lácteos são para crianças? A maior parte de suas gorduras é adequada para o corpo. Por laticínios quero dizer queijo (são tantas iguarias, tantos tipos de queijos que você terá infinitas opções, mas cuidado, não escolha aqueles que são saborizados com carboidratos), iogurte grego (apenas os simples podem e devem ser incluídos na sua lista de ingredientes de preparação Keto), a nata, creme de leite, queijo de cabra, mussarela, queijo cottage, queijo mascarpone (ou, como alguns podem chamar, 'cream cheese') entre outros. Estou ficando com fome! Acho que em breve voltarei a escrever o livro.

Gorduras naturais

Alguns alimentos contêm naturalmente uma taxa muito elevada de gordura e proteína. Isso é bom. São tantos que não tenho certeza se posso deixar a lista completa. Mas entre eles, o molho béarnaise, cebola, manteiga de alho, ostras, atum, bacon, cordeiro e proteína de soro de leite. Quando você os encontrar, não pense duas vezes antes de estocar. O vendedor terá que pensar que você está organizando um jantar no quartel para os soldados.

Bebidas

Á era hora! Temos falado sobre comida e comida o dia todo. Não deveríamos estar falando sobre bebidas também? Claramente, de forma alguma, você não pode beber álcool como um caminhão-tanque. Você não pode esperar beber como uma esponja e permanecer magro e saudável. É uma missão impossível.

Sério, há uma lista enorme de coisas que você não deve beber porque fornecem calorias desnecessárias e prejudicam seu corpo. Mas ao invés de ficar entediado com todas elas, vamos conversar um pouco sobre o que você pode beber.

Você pode desfrutar de chás preto, vermelho, verde, branco e de ervas, você pode beber chás de ervas e também pode beber água de coco, desde que não beba como se fosse um camelo no deserto. Não exagere.

Café preto também é permitido e você pode optar por misturá-lo com manteiga, creme ou óleo de coco. Alguns dos meus colegas recomendam beber leite de amêndoa sem açúcar, não gosto muito, mas experimente. Há também o caldo de ossos, incrivelmente genuíno, saudável e rico em propriedades benéficas, uma verdadeira cura para o corpo, um elixir preparado desde a antiguidade. Quase esqueci de dizer que beber água é permitido. Você tem alguma pergunta? Para completar, posso dizer que você pode fazer sucos de vegetais saudáveis e também pode tomar uma taça de vinho durante as refeições. Mas não mais.

Frutas

Normalmente, depois que começo meu sermão sobre o que comer e o que não comer, quase todos os meus clientes começam a me fazer a mesma pergunta. Talvez você também tenha pensado isso. Eu não ficaria surpreso. Eles costumam dizer: "Espere, você não mencionou as frutas, quer dizer que não podemos comê-las?" Detesto jogar água fria sobre o espírito de meus clientes, mas não há outra resposta que "sim". Você precisa ver a cara deles, Deus! Não quero ver seu rosto agora mesmo!

Francamente, o que faz com que a maioria das frutas não conste da lista de preparação da dieta Keto é que elas contêm um nível muito alto de carboidratos. O açúcar delas é tão alto que você não é conveniente consumir. No entanto, alguns como abacate, melancia, limão, toranja, morango, amora, azeitona, ameixa e framboesa podem ser comidos. Eu digo, coma pêssegos, kiwi ou cereja se você realmente precisa comer uma fruta de vez em quando. Mas elas não deveriam estar quando você preparar a dieta Keto, portanto, usá-las significa quebrar suas próprias regras. Não vou dizer sim a isso, mas é muito melhor do que o álcool. Se isso faz você realmente feliz, coma de vez em quando.

Produtos de Padaria

Chegamos aos meus produtos favoritos. Produtos de padaria. Claro, estamos falando de sanduíches, rosetas, biscoitos, palitinhos, wraps, cookies, muffins e pizza. Agora você vai me dizer: "Espere Kelly, mas eu não posso comer carboidratos, o que você está dizendo? Você está pregando uma peça em mim?"

Não, queridos, vocês têm que saber que esses produtos podem ser feitos com farinhas de baixo carboidrato. Existem muitas farinhas alternativas ao trigo, como farinha de amêndoa, coco, aveia, gergelim, linho. Mas existem muitas outras.

Talvez você já tenha lido meu livro:

"PÃO CETOGÊNICO: Receitas de Pão Caseiro para uma Dieta Baixo Teor de Carboidratos: Pães, Pãezinhos, Rolinhos, Pão de Forma, Pão de Milho, Muffins, Biscoitos, Tortilhas, Pizza e Receitas Sem Glúten".

Este livro detalha as receitas deliciosas e fáceis que você pode usar com sua máquina de pão. Você pode ser um iniciante, não sabendo como assar, ou pode ser um padeiro avançado procurando expandir suas habilidades.

Este livro de receitas se ajusta a qualquer nível de habilidade que você tenha na padaria. Você pode usar este livro de receitas para testar novas habilidades culinárias e se divertir com a família, tentando algo novo a cada semana.

Uma das maiores desvantagens de ser totalmente cetogênico é que você tem que deixar de fora produtos assados como pães, pãezinhos, muffins, etc.

Isso é um sacrifício muito grande para muitas pessoas e é um obstáculo frequente no caminho para a perda de peso cetogênica.

O "PÃO CETOGÊNICO" visa solucionar este problema. Muitas pessoas não percebem isso, mas existem muitos produtos assados deliciosos que podem ser feitos usando apenas ingredientes com baixo teor de carboidratos que são totalmente compatíveis com uma dieta cetogênica!

Uma das razões pelas quais as pessoas não começam a fazer seu próprio pão cetogênico em casa é o mito de que fazer seu próprio pão é difícil ou requer muitos equipamentos especializados.

Nada está mais longe da realidade! Todo o equipamento de que você precisa para fazer um delicioso pão com baixo teor de carboidratos em casa provavelmente já está na sua cozinha.

Você vai precisar de boas tigelas de mistura, papel manteiga, formas de muffin e algum ingrediente simples que você pode encontrar facilmente no supermercado local. Isso é tudo! Não há nada complicado nisso, certo?

Temperos

"Kelly, sem mais temperos?" Um cliente que saiu depois de ouvir o que deveria ou não comer voltou alguns minutos depois para me perguntar. Para diversão e descoberta, meus dedos se entrelaçaram na minha mesa e minhas pernas tamborilavam no chão enquanto eu olhava para o homem por alguns segundos.

"Então, as pessoas amam muito temperos." Comentei. Temperos são aquelas coisas que não fazem realmente parte da sua dieta, mas decidimos adicioná-los para que tenhamos sabor, sabor ou cor. Vários alimentos que vimos acima podem ser usados para preparar alguns temperos.

Essa é outra razão pela qual a dieta cetogênica pode não ter funcionado muito bem para você, se você já a experimentou antes, você pode ter incluído alguns temperos que estão prontos para destruir todos os seus esforços e garantir que você está ganhando peso. Esqueça os molhos envasados. Eles contêm uma quantidade de carboidratos e açúcar que pode fazer você se esquecer de fechar a boca em estado de choque. Eles também não são saudáveis. Alguns gostam de sal e pimenta, tapenade de azeitona, pesto, maionese. As ervas também são boas em geral. Alecrim, salsa, manjericão, tomilho, manjerona, cebolinha, alho, todos eles. Você também pode usar suco de limão ou lima para dar sabor aos seus pratos.

Hortaliças

Quem se atreve a esquecer os vegetais? Eles estão entre os melhores ingredientes para incluir em sua dieta cetogênica. Eles são como soldados treinados levados para a guerra, sabem o que você quer e o que precisam fazer, tudo o que você precisa fazer é afundá-los no prato e em sua barriga. Então espere e veja como eles fazem maravilhas. Eu pessoalmente descobri que os fritos em azeite ou manteiga são os mais agradáveis de sabor. Eles também fazem maravilhas.

Sei que o sabor deles pode fazer você esquecer as batatas e o arroz, mas o maior motivo pelo qual você deve adicionar verduras à sua dieta cetogênica não são suas cores brilhantes e sabor delicioso, mas a quantidade de nutrientes que você pode obter. Verduras podem fornecer todos os nutrientes que você precisaria obter das frutas. Não compre congelados ou cozidos. Coma apenas verduras orgânicas.

Existem centenas de variedades, mas você pode experimentar aspargos, pepinos, cogumelos, espinafre, berinjela, repolho, brócolis, alcachofra, bok choy, feijão verde, alho, tomate, gengibre, couve, abóbora, aipo, pimentão e cebola. Use vegetais ao seu gosto, você nunca vai consumir o suficiente, não tenha medo de exagerar. fornire ogni singolo nutriente di cui hai bisogno dai frutti. Non comprare quelle congelate o bollite. Prendi solo verdura biologica e a chilometri zero. Ci sono centinaia di varietà, ma puoi provare asparagi, cetrioli, funghi, spinaci, melanzane, cavoli, broccoli, carciofi, cavolo, cavolo cinese, fagiolini, aglio, pomodori, zenzero, zucca estiva, sedano, pepe e cipolle. Usa le verdure a tuo piacimento, non ne consumerai mai abbastanza, non avere paura di esagerare.

Diário Alimentar

Eu sei, isso não é um alimento, mas eu queria incluí-lo de qualquer maneira. Será muito útil. Com um diário definido, será muito mais fácil para você controlar sua dieta e lhe trará muitos benefícios. Por exemplo, você estará mais atento ao que come, limitará as escolhas erradas, conhecerá melhor seus hábitos, não terá mais desculpas e poderá acompanhar seu progresso. Então, se você não tem um, compre agora!

Alimentos a evitar

Ok, vamos conversar entre nós. Agora mesmo, você é como uma mulher grávida que precisa ir ao médico todas as vezes para ter certeza de que algo está certo ou errado para comer e ter certeza de que terá seu bebê sem complicações. Desta vez, você não está dando à luz um ser humano, está desvencilhando-se de alguma gordura acumulada que estava instalada como sacolas em todo seu corpo.

Também no seu caso, os especialistas precisam indicar o que comer e o que não comer, e você terá que cozinhar com base nessas informações.

Já listei os principais alimentos que você pode preparar em sua dieta cetogênica, e agora acho que devo falar sobre quais você deve desaprovar apenas por cheirá-los, não por falar em cozinhá-los ou comê-los.

Quase tudo é permitido, como você pode ver. O que você não pode comer está listado abaixo:

Frutas

Sim, não se surpreenda. Decidi colocá-los no topo da lista porque é difícil entrar em uma casa americana e não encontrar uma cesta de frutas. Naturalmente, essa não é uma má ideia; você sabe que os médicos diriam para você comer. Mas existem frutas que você deve eliminar de sua dieta cetogênica.

Portanto, "maçãs, peras, bananas" e a maioria das outras frutas são itens muito ruins para incluir na dieta de alguém que deseja perder peso e está em uma dieta cetogênica. Agora você deve saber o porquê, infelizmente eles contêm muito açúcar natural. Consumir as que vimos nas páginas anteriores.

Álcool

Sei que isso também não parece uma boa notícia. Mas você não tem escolha. Você precisa queimar gordura; você precisa parar de beber. Você só precisa verificar o rótulo da maioria dessas bebidas e localizar a porcentagem impressionante de açúcar nelas. Acredite em mim, essa quantia pode fazer você cambalear.

Você precisa ter certeza de que não está fazendo uma dieta rica em carboidratos. Incluir carboidratos em sua dieta arruinará todos os seus planos.

3.

O QUE É A PREPARAÇÃO DE REFEIÇÕES?

Alcançamos a chave que nos ajuda a manter um estilo de vida saudável ao longo do tempo, a "preparação da refeição".

Isso o ajudará a evitar tentações desnecessárias de alimentos não saudáveis quando você não tem tempo e quer cozinhar. E, claro, com "preparação de refeição cetogênica" você perderá peso de maneira saudável.

O que é a preparação de refeições?

A preparação das refeições é um dos desenvolvimentos mais bem-vindos do século. Graças à tecnologia, é muito fácil para nós preparar refeições e conservá-las por um período de tempo muito longo. É disso que se trata o preparo de refeições. A preparação das refeições na linguagem mais simples é o hábito criativo de preparar as refeições de forma que elas não sejam comidas completamente imediatamente, mas que possam ser mantidas por um longo período de tempo, digamos, uma semana. Na verdade, elas são cozidas e armazenadas para serem comidas em outro momento. Normalmente, não é preciso cozinhar como se estivesse organizando um casamento quando se prepara a comida.

Suas preparações podem ser planejadas da maneira que você pensa que funcionará melhor para você, pois há muitos estilos que você pode usar ao preparar a refeição. As pessoas fazem isso porque pensam que estarão muito ocupadas para cozinhar e adorariam continuar comendo coisas boas. Alguns fazem isso porque odeiam ir à cozinha para cozinhar muitas vezes. Entretanto, não os culpo, ser um grande cozinheiro pode ser uma boa ideia, mas passar muito tempo na cozinha não é.

É também um sistema que lhe permite fazer dietas

com maior facilidade. Muitas pessoas não cumprem as dietas porque não têm tempo para preparar as refeições. Às vezes estão muito ocupados para fazê-lo, às vezes muito cansados. Como muitas vezes acontece nestas condições, há aqueles que comem comida não saudável. De qualquer forma, você acaba quebrando a regra de não consumir carboidratos. Estou lhe dizendo, não acho que seja uma boa escolha. Não há melhor maneira de se salvar dessas histórias do que preparar refeições cetogênicas. É o método mais seguro, mais rápido, mais barato e mais útil para garantir que você não saia da dieta pela metade porque não pode cozinhar.

Razões para começar a preparar as refeições

Há muitas razões pelas quais o preparo de refeições deve ser um assunto de todos. Essas razões afetam os negócios, a dieta cetogênica, a estrutura familiar e algumas outras questões. Talvez um dia eu tenha que escrever uma enciclopédia para isso. Entretanto, para a pessoa comum, que segue a dieta cetogênica, existem também centenas de razões. Por favor, não levante as sobrancelhas, você não precisará ler outro livro para encontrá-las. Cada uma das razões pelas quais você deve tentar a preparação de dieta cetogênica é destacada abaixo, mas devo lembrá-lo de que esses benefícios são mais do que qualquer um poderia lhe dizer, você provavelmente descobrirá ainda mais quando começar a praticá-la. Agora vamos examiná-las juntos.

Poupa muito estresse

Sim, a ideia é perder peso, mas não acho que você tenha que se cansar toda vez que prepara as coisas que precisa. Não, fadiga e força não são perda de peso. Não há melhor maneira de salvar seu corpo do calor sangrento que ameaça consumi-lo na cozinha até três vezes ao dia. Qualquer pessoa que tenha estado na cozinha bastante tempo pode dizer que ficar de pé enquanto corta, fatia e acrescenta não é exatamente divertido. É um tipo de problema que ninguém quer enfrentar depois de um dia ruim no trabalho. Não importa quão simples seja seu trabalho, frequentemente ocorrem imprevistos e cozinhar bem é uma atividade que nem sempre podemos fazer. É por isso que a maioria dos americanos visita regularmente um ou outro restaurante.

Como uma pessoa que segue a dieta cetogênica, entrar em restaurantes não está entre suas opções. Nem mesmo de vez em quando. Isso porque ali não preparam pratos cetogênicos. Portanto, é melhor se você preparar sua própria refeição. Pense na quantidade de estresse que você pode evitar se preparar suas refeições para a semana com antecedência. Basta abrir o refrigerador, aquecer e comer. Isto simplifica sua vida, você concorda comigo?

Poupa tempo

A ideia de ter que fazer o café da manhã todas as manhãs, às vezes fazer o almoço porque possivelmente não esteja em casa para o almoço, e arrastar os pés na volta para cozinhar novamente o jantar é algo que irrita muita gente. Não consigo me imaginar andando pelas ruas a manhã toda, navegando entre colunas e filas o dia todo no trabalho, reuniões com clientes e ainda pensando em voltar para casa no meio da noite para começar outro ritual de ficar em pé curvada na cozinha.

"De jeito nenhum!" Um homem de 45 anos bateu na minha mesa depois que eu falei que tal vez ele tivesse que voltar para casa todas as noites de seu longo trabalho como segurança, para cozinhar o que iria comer, para seguir a dieta corretamente. É impossível que se alimente com lanches dia e noite. Foi preciso usar muitas palavras doces, sorrisos e compostura para acalmá-lo. Realmente parecia-lhe uma heresia. Mas podemos culpá-lo? Foi uma reação natural, depois de trabalhar duro o dia todo, ir para casa e conseguir comida não é divertido. Mas se você preparou tudo com antecedência, não importa o quão exaustivo seu dia tenha sido, você não voltará para casa com uma raiva renovada em relação aos utensílios de cozinha. Tudo que você precisa é pegar sua porção pré-preparada e jantar. Verdadeiramente é uma calma e um alívio voltar para casa e comer algo bom e saudável após um dia difícil. Se a preparação dos alimentos não existisse, deveria ser inventada.

Motiva você a continuar

É fácil seguir sua dieta cetogênica se você não precisa ir à cozinha o tempo todo. É muito mais fácil quando tudo, inclusive a dieta, foi preparado com antecedência, basta abrir a geladeira. Quando necessário, um forno, um aquecedor, alguns outros alimentos também podem ser usados. Assim é muito conveniente, uma vez que você experimentou, você não conseguirá fazer diferente. Eu garanto!

Reduz os custos

Foi-se a era em que você tinha que investir uma boa parte do seu salário em restaurantes. Tudo que você recebe por seu dinheiro são carboidratos e temperos. Se me permitem, essa é a causa da obesidade, em primeiro lugar. Tente contar o quanto você economizaria se não fosse a restaurantes para comer alimentos que engordam. Estudos empíricos mostram que cozinhar em casa é muito mais barato do que comer em restaurantes. É ainda mais barato quando você compra seus ingredientes a granel, em algumas lojas. Isso significa que, com este novo plano, não só serão eliminados os gastos escandalosos, mas desta vez você terá soluções a um preço muito mais barato do que o que tem pago.

Criatividade

Sim, existem ingredientes para usar e proporções a considerar, mas como você os mistura? É um desafio no qual gosto de pensar sempre que quero fazer dieta. É sempre divertido se ver trazendo algo completamente diferente toda vez que você cozinha. É divertido pensar em cozinhar de maneira diferente e, às vezes, fazer experiências criativas. Por que não tentar adicionar isso e aquilo em vez disso? Isso é o que acontece quando você começa a cozinhar. Você sabe por que eu coloco ênfase nisso, esse desafio divertido é algo que ansiamos na minha família todas as semanas, você ouviria: "Cristo! Kelly, não tem pimenta!", Minha mãe gritava às vezes, "agora me diga, assim é como você vai alimentar a todos nós pelo resto da semana?" Todos aplaudimos os melhores pratos juntos e rimos daqueles que às vezes não cozinham muito bem. É o trabalho em equipe que realmente une a família. Afinal, comer sempre foi uma oportunidade de estarmos juntos.

Ajuda você a se manter organizado

Todas as pessoas devem ser organizadas. É assim que você pode ter certeza de onde, quando e o que fazer a seguir. É realmente importante como você planeja sua carreira, passa seus dias e determina o que mais quer fazer com sua vida.

É difícil de acreditar, mas se a perda de peso faz parte de seus planos e as dietas cetogênicas são sua escolha de cura, fazer uma dieta com preparação de refeições cetogênicas é uma de suas melhores oportunidades.

Não será apenas relativamente fácil resolver tudo, como será na hora certa e, entre outras questões, você deve pensar que o como e o que comer já está solucionado. No sentido de que você não tem mais que se preocupar com o que e como comê-lo. Você já planejou suas refeições durante toda a semana. Não há melhor maneira de começar a semana. Suas outras atividades também serão beneficiadas.

Ainda com dúvidas? Esta preparação de refeições é ótima, é uma das garantias mais sólidas de que você siga sua dieta corretamente. Portanto, planeje com antecedência e isso também o ajudará a se organizar para suas outras coisas. Você não tem mais que se preocupar em estar muito ocupado ou cansado de fazer algo e não seguir os horários das refeições.

Você planejará com antecedência as gorduras, proteínas e carboidratos que consumirá durante a semana. Os benefícios que você pode obter ao preparar refeições cetogênicas vão muito além de comer e planejar uma semana.

Há muitas coisas que você descobrirá pessoalmente ao entrar na missão de preparar a dieta cetogênica, por isso é melhor permitir-se descobrir essas coisas pessoalmente e começar a discutir outros tópicos, como maneiras de preparar as refeições.

Maneiras de preparar as refeições

A preparação das refeições não é muito elaborada, portanto, existem apenas algumas maneiras de fazer isso. Você geralmente escolhe de acordo com sua situação pessoal e seus objetivos. Por exemplo, você está fazendo isso para controlar sua dieta, porque provavelmente está ocupado e porque provavelmente não haverá ninguém em casa para ajudá-lo a cozinhar nos próximos dias. Ou simplesmente porque você é alérgico a cozinhar e não quer comer o tempo todo. Seja qual for a causa, ainda há apenas quatro opções para escolher.

Preparação do dia anterior

Por exemplo, você está cozinhando alimentos para consumo imediato, neste caso não será suficiente dobrar a dose para preparar a refeição do dia seguinte, nem triplicar a dose se você os quiser para o dia seguinte. Neste caso, você cozinhará apenas 3-4 vezes por semana.

Cozinhar para uma semana

O conceito é muito simples, como você já está cozinhando, você deve fazê-lo em abundância e fazer mais refeições para preservá-las. Organize seu cardápio semanal. Tudo o que você tem que fazer é retirar os alimentos e aquecê-los. Este método permite cozinhar todas as refeições da semana em uma única vez com antecedência. Você terá que cozinhar todas em apenas uma vez: os alimentos preparados serão mantidos na geladeira ou no freezer para que você possa tê-los prontos quando precisar deles nos dias seguintes. Como dissemos antes, é uma solução perfeita quando não se tem tempo para cozinhar. Este método permite que você se concentre em coisas mais importantes, como sua família e suas paixões - cozinhar em lote é ótimo!

Refeições em porções individuais

Com este método, você terá que pensar em suas receitas como se estivesse servindo refeições em um restaurante. Após o cozimento, você dividirá todos os alimentos em porções individuais e os manterá separados. Portanto, o objetivo é preparar as refeições individuais em conjunto para que você possa pegar uma facilmente e esquentar, sem ter que refazer as porções o tempo todo. Divida em porções de antemão.

Ingredientes prontos para cozinhar

Este é o último método de preparação conhecido. Seu funcionamento é que você prepara praticamente todos os ingredientes antes de cozinhar, então você só precisa voltar à cozinha, misturá-los e fazer os pratos. Isso parece ótimo para mães e pais que trabalham em casa. No entanto, você sempre pode usá-lo se quiser comer fresco.

Cozinhe os ingredientes separadamente e combine-os ao seu gosto de acordo com a receita que deseja preparar. Basta preparar os ingredientes separadamente e guardá-los na geladeira ou até congelá-los. Outra vantagem é que você vai preparar a comida de acordo com o desejo do dia. Portanto, você não escolherá suas receitas com uma semana de antecedência, mas decidirá quais ingredientes combinar. Basta descongelar ou retirar da geladeira, montar e fritar na frigideira. Esta solução é fantástica!

Diga-me uma coisa antes de começar com as dicas e truques mais simples para economizar tempo e dinheiro, de qual desses métodos você mais gostou? Qual você acha que é certo para você?

4.

DICAS E TRUQUES

Preparar uma refeição não é uma daquelas coisas que você precisa passar séculos fazendo. É cozinhar, não construir. Deveria ser ainda mais fácil, rápido e barato do que preparar uma refeição tradicional, ou não é para economizar tempo e energia? Neste momento, lembro-me de uma cena em particular durante meus primeiros dias como nutricionista. Eu recomendei a dieta cetogênica para uma mulher jovem e ocupada. Essa mulher achava muito difícil cozinhar todos os dias e todas as noites, então ela ligou para ver se conseguia um cozinheiro pago. Sugeri gentilmente: "Por que você não tenta preparar a comida? Claro, ela ouviu com atenção quando comecei a lhe oferecer a variedade de opções que pode experimentar e desligou depois de me agradecer.

Mas fiquei chocado na semana seguinte, quase pensei que ele estava ali para me matar com a maneira como entrou em meu escritório. "Se você não pode me ajudar, fique fora da minha vida! Por ser minha primeira vez, fiquei apreensivo. Comecei a me perguntar o que havia acontecido até que percebi que cozinhar a granel pode ser muito difícil e caro. Então trabalhei com alguns colegas para fazer uma pesquisa muito confiável sobre a melhor forma de preparar as refeições. Descobrimos alguns fatos, vamos examiná-los juntos.

Dicas para economizar tempo e dinheiro

Aproveite o tempo ocioso

Quando meus clientes começam a me dizer como prepararam suas refeições cetogênicas, muitas vezes descubro que não é que eles sejam preguiçosos, é algo em que a maioria das pessoas não pensa. Quando você tiver tempo, prepare as coisas, mesmo que não estejam todas juntas. Aproveite o tempo de inatividade. Se você pode cortar alguns vegetais esta manhã e fritá-los, assar o frango na noite seguinte, cortar os pimentões em outra hora e mantê-los todos armazenados e saudáveis na geladeira, para que esperar e ficar cansado no domingo?

É um truque simples para vencer o tempo, e por mais ocupados que estejamos, podemos sempre passar alguns minutos na cozinha fazendo uma ou outra coisa.

Experimente listar e organizar antes

Uma das maneiras mais importantes de desperdiçar seu tempo é chegar à cozinha e começar a se perguntar: "Onde coloquei o sal? João, onde está a cebola? Quem tirou os ovos do carro? Oh! Não consigo encontrar a frigideira, quem mexeu nela? " Andar por aí procurando ingredientes não é realmente uma ideia fantástica, você vai ficar louco, perder toda a sua emoção e desperdiçar sua energia rastejando pela cozinha sem rumo. Fim da história, você estará exausto antes mesmo de começar. Diga-me que isso não acontece.

Dias antes de preparar a comida, você deve preparar seus utensílios para o trabalho. Faça uma lista das coisas que você precisa, os ingredientes também, é claro, prepare e organize para tornar o trabalho mais fácil, você pode precisar de recipientes de alimentos adicionais para garantir que cada item seja facilmente armazenado e localizado, mas pegue-os, vale a pena o esforço. Experimente e você ficará surpreso ao olhar para o seu relógio e ver que perdeu metade do tempo que costumava perder.

Multitarefas

O que está em sua preparação de refeição da semana? Existe uma maneira de fazer duas coisas ao mesmo tempo ou configurar uma máquina para começar a fazer algo enquanto outra faz outra coisa? Que preparações podem ser feitas juntas?

É um raciocínio simples, mas a maioria das pessoas dificilmente acredita que pode combinar duas ou três coisas juntas. Se você estiver combinando uma variedade de alimentos, provavelmente encontrará aqueles que podem ser cozidos em uma frigideira e aqueles que são de panela.

Aproveite todos os queimadores de que dispõe. Em vez de usar apenas um, se você usar todos os 4, será 4 vezes mais produtivo. Parece estranho, mas muitos não pensam nisso, porém, é algo tão simples e banal.

Aí enquanto a comida está assando no forno, prepare outras coisas, pode fazer alguma coisa no forno e outra coisa no micro-ondas. E então prepare algo também com outros utensílios de cozinha. Você vai descobrir que tem percorrido cinco quilômetros por minuto.

O que quer que você esteja preparando, sempre há coisas que podem ser feitas em conjunto, portanto, escreva-as antes de começar. Pegue papel e lápis e veja como você pode otimizar seu tempo.

Experimente coisas pré-cozidas

Não se trata apenas de economizar tempo, é uma maneira segura de economizar dinheiro. Conseguir vegetais congelados e produtos pré-cortados é algo que aconselho especialmente para pessoas superocupadas. Claro, eu sempre recomendo comer alimentos orgânicos, mas em alguns casos, para economizar tempo, você pode usar produtos congelados pré-cortados de alta qualidade como vegetais, peixes, carne de porco, os temperos permitidos e tudo mais. Eles são geralmente mais baratos do que crus. Eles geralmente são menores porque foram processados e aparados no tamanho exato que você deseja.

Nem sempre usamos todas as coisas que compramos no mercado, muitas vezes descartamos algumas peças de qualquer forma e assim, algum dinheiro extra vai para casa com você. Algumas pessoas acham que as coisas processadas não são exatamente saudáveis, mas não é isso que o americano comum come? Tudo em cada restaurante é processado, e esta é a América do Norte, líder dos países avançados do mundo. Basta diminuir suas preocupações, a maioria das indústrias de processamento fazem produtos muito confiáveis, em primeiro lugar, porque estão em concorrência e também porque se o que eles fazem não é bom o suficiente, é imediatamente proibido. Os padrões de qualidade desses produtos congelados e pré-cortados estão, felizmente, melhorando ao longo dos anos.

Alguns nutricionistas pensam que você pode usar uma panela de cozimento lento, deixar no fogão e sair para fazer outras tarefas, o que não é uma ideia muito ruim. Eles são acessórios, mas e se algo der errado? E se algo pegar fogo e você não estiver lá para controlar as coisas? É um plano elaborado para queimar tudo o que você tem? Não dá nem para usar em horários urgentes, quando precisa cozinhar e sair.

Como economizar dinheiro na preparação de refeições

Como você já deve ter notado, os gastos com alimentação respondem por grande parte das despesas da casa, por isso é importante buscar formas de economizar dinheiro. Mas devemos ter muito cuidado para economizar comida, porque estamos falando sobre as coisas que comemos e somos o que comemos.

O objetivo, portanto, não é economizar em tudo, mas ser eficaz, ou seja, cortar aquelas despesas inúteis sem prejudicar o estilo de vida e a saúde.

Vamos começar com as dicas.

 # 1 Faça uma lista de compras e cumpra-a! Isso parece óbvio, mas há muitas pessoas que compram na onda da fome ou da gula. Respeite sua lista, o que você não escreveu não deve ser comprado!

 # 2 Traga sacolas de compras de casa. Além de ser uma opção ecológica que faz bem ao meio ambiente por ter menor impacto ambiental, esse pequeno truque vai dar compras grátis ao ano. Faça as contas e depois me diga.

 # 3 Acompanhe o que você gasta. Essa é uma regra que também funciona no comércio, marque todos os seus ingressos e despesas, você ficará mais atento aos seus gastos. Experimente, você notará muitas coisas, conhecerá melhor seus gastos, saberá onde vai seu dinheiro. Se você encontrar algo anormal, você pode corrigi-lo.

 # 4 Aproveite as ofertas e promoções. Quando for às compras, tenha muito cuidado, todos os dias há produtos com desconto. Ao encontrá-los, compre mais nas próximas semanas (tome cuidado com as datas de validade, é claro). Preste atenção aos cupons que você pode encontrar em muitos sites online e em revistas. No final do ano, você terá economizado muito dinheiro.

#5 Autoprodução. Tente produzir o máximo possível. Faça pão (não se esqueça do meu livro PÃO KETO), conservas, geleias e outros produtos alimentícios que lhe permitirão evitar a compra de produtos pré-embalados, assim você economizará dinheiro e comerá mais saudável

Fique dentro de seus limites

Comprar um jato é algo que todos desejam, mas a maioria das pessoas não tem dinheiro para isso. Alguns fariam empréstimos, acumulariam dívidas e acabariam odiando a si mesmos e também aquilo que compraram. Gosto de muitas coisas que encontro nos supermercados, mas quando não tenho dinheiro para comprá-las, olho para o outro lado como se não existissem. Essa também é a melhor forma de preparar as refeições. Você não pode comprar os aspargos agora, mas pode comprar o aipo, pegue! Adicione-o ao próximo orçamento e compre-o quando puder. Embora gastar seu dinheiro com o que você alimenta seu estômago seja ótimo, certifique-se, apenas certifique-se de ter um orçamento sólido que cubra outras áreas. Você não está na terra apenas para comer, meu bem, você não é uma lagarta.

Alimentação variada

Embora pareça que você está mudando o sabor do que põe na boca, você pode economizar algum dinheiro mudando o que come. Os preços nunca permanecem estáveis. Como já dissemos, aproveite as ofertas. Experimentar coisas novas pode manter seu bolso feliz.

Não desperdice alimentos

Muitas vezes, ao preparar uma receita, temos a tendência de descartar certas partes dos alimentos. Este é um erro caro que muitas pessoas cometem, é errado jogar fora as partes só porque elas não são necessárias neste momento. Com sobras as vezes, receitas muito deliciosas podem ser feitas.

Não importa se for pouco, manteiga, brócolis, extrato de baunilha ou óleo de coco, não os jogue fora. Nesse dia, o único que você precisa para fazer sua refeição perfeita é desse tamanho, então guarde para outro dia em vez de gastar novamente.

Todas as outras coisas que você precisa fazer já estão ocultas em todas essas instruções. Tenho que usar um comentário de um cliente agora: 'Com tudo isso, amigo, seu dinheiro está em seu bolso, seu tempo está nas suas mãos!

Bem, o que eu preciso para começar a preparação de refeições?

5.

UTENSÍLIOS DE COZINHA PARA A PREPARAÇÃO DE REFEIÇÕES

Apenas alguns segundos atrás, eu me lembro de lhe contar algumas dicas simples que você pode usar para economizar tempo e dinheiro. Eu disse que você pode economizar muito tempo dando dois passos ao mesmo tempo. Agora, se você deve fazer duas ou três coisas ao mesmo tempo, então você deve pelo menos saber aquelas coisas que você deve ter, aquelas que podem funcionar juntas, e aquelas que nunca o farão. Portanto, vou dizer todos os utensílios de cozinha que você precisará para preparar uma refeição rápida, fácil e agradável. O que você deve encontrar em sua cozinha se estiver preparando alimentos.

Você deve ter ferramentas para preparar as refeições

Ferramentas de medição de alimentos

Basta ter certeza de ter ferramentas que você possa usar para medir a quantidade total de cada item que você está usando. É por isso que estou falando de balanças de alimentos e copos de medição e colheres.

Para o desempenho correto das receitas, você precisa das doses certas. Você tem que ter certeza de ter selecionado as quantidades certas de ingredientes, você não pode fazer isso a olho nu, você tem que medir!

Você não quer adicionar muito pouco ou muito sal aos legumes. Ninguém quer provar nada salgado ou sem sabor, pelo menos eu não. De qualquer forma, isso é apenas um exemplo.

Recipientes

Você precisa de muitas tigelas porque há muito para cortar, enxaguar, molhar e misturar simultaneamente. Não fique tão animado se você tiver dois ou três, você precisa de muito mais. Você deve ter cerca de seis. Assim, você pode mexer, misturar, ferver, enxaguar, etc. em cada um sem esperar o outro. Você deve obter coadores, potes e raladores.

Pratos, talheres e tábuas de corte

Ter talheres é bastante óbvio. Eles são fundamentais. Certifique-se de ter facas afiadas e limpas, colheres de mistura e pratos de tamanhos diferentes e um bom conjunto de tábuas de corte. Minha peça favorita é a faca de legumes, já que experimentei não posso ficar sem ela. Você já viu cozinheiros na TV quando eles cortam vegetais? Aqui, eles usam exatamente isso. Um bom equipamento o ajudará a cozinhar melhor e a aumentar sua criatividade.

Equipamentos e utensílios de cozinha

Estamos falando de fornos, panelas, panelas de pressão e panelas elétricas de cozimento lento. Você deve ter também algumas frigideiras, antiaderentes e também minha frigideira favorita, a de cobre. Você encontrará um processador de alimentos multiuso muito conveniente. Costumo usar minha máquina de pão para fazer pão Keto, mas já discuti isso extensivamente em meu livro "Pão Cetogénico".

Acessórios de armazenamento

Você precisa saber algo muito importante: a conservação correta de nossos alimentos afeta nossa saúde e nosso bem-estar físico e mental. Portanto, certifique-se de ter acessórios de armazenamento de alimentos de qualidade, como potes de vidro, tigelas e outros tipos de recipientes. Pessoalmente, achei a lancheira térmica muito útil, mas ninguém conserva a embalagem a vácuo! Ou seja, certifique-se de guardar bem os seus alimentos para que fiquem bem conservados, é muito importante.

Indicações especiais para alimentos cetogênicos

Se você estiver fazendo dieta cetogênica, provavelmente precisará de quase tudo que mencionei anteriormente. Uma refeição Keto não é particularmente diferente de uma refeição média, mas eu recomendaria dois acessórios que são especialmente usados para preparar refeições com baixo teor de carboidratos.

O primeiro é o espiralizador de vegetais. Existem várias formas e tipos, será muito útil para vegetais e às vezes também para frutas.

O segundo acessório é a fritadeira de ar. Esses aparelhos são ferramentas engenhosas, pois permitem fritar com o calor do ar em vez do óleo, como acontece com as fritadeiras clássicas. Você não vai acreditar, mas pode cozinhar tudo. Não é por acaso que o terceiro livro da minha coleção é dedicado a receitas que você pode preparar com sua fritadeira de ar. Não o perca!

A menos que um novo utensílio de cozinha seja lançado amanhã, é tudo que você precisa para cozinhar bem! Agora você se perguntará: "Bem, eu tenho tudo, o que estamos cozinhando?" Comecemos!

6.

TABELAS DE CONVERSÃO

Conversão de volumes: normalmente utilizado somente para líquidos	
Quantidade habitual	**Equivalente métrico**
1 colher de chá	5 mL
1 colher de sopa ou 1/2 onça fluída	15 mL
1 onça fluida ou xícara de 1/8	30 mL
1/4 xícara ou 2 onças fluídas	60 mL
1/3 xícara	80 mL
1/2 xícara ou 4 onças fluídas	120 mL

2/3 xícara	160 mL
3/4 xícara ou 6 onças fluídas	180 mL
1 xícara ou 8 onças fluídas ou meia pinta	240 mL
1 1/2 xícaras ou 12 onças fluídas	350 mL
2 xícaras ou 1 pinta ou 16 onças fluídas	475 mL
3 xícaras ou 1 1/2 pintas	700 mL
4 xícaras ou 2 pintas	950 mL

Conversões de peso	
Quantidade habitual	Equivalente Métrico
1 onça (oz)	28g
4 onças *ou* 1/4 libra	113g

1/3 libra	150g
8 onças o 1/2 libra	230g
2/3 libra	300g
12 onças ou 3/4	340g
1 libra o 16 onças	450g
2 libras	900g

1 tbsp = 1 xícara

Pesos de ingredientes comuns em gramas							
Ingredientes	1 xícara	3/4 xícara	2/3 xícara	1/2 xícara	1/3 xícara	1/4 xícara	2 tbsp
Farinha, para todos os fins (trigo)	120g	90g	80g	60g	40g	30g	15g

Farinha peneirada, para todos os fins (trigo)	110g	80g	70g	55g	35g	27g	13g
Açúcar de cana granulado	200g	150g	130g	100g	65g	50g	25g
Açúcar de confeitaria (cana)	100g	75g	70g	50g	35g	25g	13g
Açúcar mascavo	180g	135g	120g	90g	60g	45g	23g
Farinha de milho	160g	120g	100g	80g	50g	40g	20g
Amido de milho	120g	90g	80g	60g	40g	30g	15g
Aveia crua	90g	65g	60g	45g	30g	22g	11g
Sal de mesa	300g	230g	200g	150g	100g	75g	40g
Manteiga	240g	180g	160g	120g	80g	60g	30g
Manteiga vegetal	190g	140g	125g	95g	65g	48g	24g

Frutas e vegetais picados	150g	110g	100g	75g	50g	40g	20g
Nozes picadas	150g	110g	100g	75g	50g	40g	20g
Nozes moídas	120g	90g	80g	60g	40g	30g	15g
Pão ralado fresco solto	60g	45g	40g	30g	20g	15g	8g
Pão ralado seco	150g	110g	100g	75g	50g	40g	20g
Queso Parmesão ralado	90g	65g	60g	45g	30g	22g	11g

Conversões de Comprimento	
Quantidade habitual	Equivalente Métrico
1/8 polegada	3 mm
1/4 polegada	6 mm

1/2 polegada	13 mm
3/4 polegada	19 mm
1polegada	2.5 cm
2 polegadas	5 cm
3 polegadas	7.6 cm
4 polegadas	10 cm
5 polegadas	13 cm
6 polegadas	15 cm
7 polegadas	18 cm
8 polegadas	20 cm
9 polegadas	23 cm
10 polegadas	25 cm
11 polegadas	28 cm

12 polegadas *o* 1 pé	30 cm

Temperatura	
°F	°C
212	100

7.

RECEITAS DE CAFÉ DA MANHÃ

Quando eu pensei em incluir receitas neste livro, eu sabia que seria difícil. Você acha que é porque não há nenhuma, não, é porque há tantas, que a escolha é realmente difícil. Abaixo, você encontrará minhas receitas favoritas e as de minha mãe.

Ovos à Grega de Forno

Pode ser servido imediatamente ou armazenado no refrigerador por 4 a 5 dias.

Ingredientes:

¼ xícara de tomate seco ao sol; ½ xícara de queijo feta; ½ colher de chá de orégano; 1 xícara de couve picada; 12 ovos

Instruções

- Certifique-se de que seu forno esteja preaquecido a 176°C (350°F)

- Forre uma assadeira com a folha de alumínio e pulverize com spray antiaderente.

- Bata os ovos e depois acrescente o orégano, queijo feta, tomate e couve.

- Despeje a mistura de ovos na bandeja. Em seguida, assar a mistura por 25 minutos.

- Deixar esfriar e cortar em porções.

Informações nutricionais por porção:

Calorias 175; Gordura total: 11 g; Proteína: 11 g; Carboidrato: 5 g; Fibra: 9 g

Mexido de Cúrcuma

Pode ser refrigerado por até 5 dias

Ingredientes:

½ colher de chá de salsa seca; 1 xícara de brócolis cozidos ao vapor; 2 colheres de sopa de leite de coco; 2 colheres de chá de cúrcuma seca; 4 ovos; 8 salsichas pré-cozidas

Instruções

- Com o spray antiaderente, unte uma frigideira e depois coloque em fogo médio

- Bater a cúrcuma, a salsa, o leite e os ovos junto com uma pitada de pimenta e sal

- Na frigideira, despeje lentamente a mistura de ovos. Em seguida, cozinhar bem por 2 a 3 minutos, mexendo a mistura constantemente para que os ovos sejam cozidos.

- Vire os ovos e cozinhe por mais alguns minutos até atingir a textura desejada.

- Adicionar os ovos a dois recipientes de preparação de refeições e adicionar os legumes e salsichas aos recipientes

Informações nutricionais por porção:

Calorias 216; Gordura total: 18 g; Proteína: 29 g; Carboidratos: 6 g; Fibra: 11 g

Vitela de Vaca Picante com Pepino

Um prato menos popular, mas igualmente baixo em carboidratos. Se tudo o que você precisa é simplesmente colocar algo, qualquer coisa, em sua boca porque é tarde demais para começar a considerar opções, é exatamente o que você precisa. Leva 9 minutos para preparar e não mais do que 23 minutos para cozinhar. Digamos que você está preparando para quatro porções.

Ingredientes:

2 colheres pequenas de chalota em rodelas; 1 olho de bife (miolo da carne); 2 colheres de sopa de azeite extra virgem; 1 xícara de pepino picado; 2 colheres de chá de alho picado; 2 colheres de sopa de flocos de pimenta vermelha; 1 xícara de água

Instruções

- Você deve cortar o olho do bife em fatias e depois colocá-las em algum lugar por um tempo

- Depois de colocá-los em algum lugar, aqueça ligeiramente uma panela e derrame azeite de oliva extra virgem

- Despeje o alho picado, salteie-o junto com a

chalota fatiada na frigideira e comece a mexer até ficar dourado e o aroma esteja em toda parte.

- Em seguida, acrescente a carne fatiada e mexa até parecer macia e fraca

- Despeje a água sobre a nova mistura e espere até ferver

- Em seguida, abaixe o fogo e cozinhe até que a água seja completamente absorvida pela carne.

- Agora, adicione flocos de pimenta vermelha e pepino picado à mistura e cozinhe até ficar tenro.

- Você pode retirar as carnes cozidas e servir ou armazenar

Informações nutricionais por porção:

Calorias 386; Gordura total: 32,1 g (Gordura saturada: 11 g); Proteína: 20,7 g; Carboidrato: 3,7 g; Açúcar: 1,6 g; Fibra: 0,5 g;

75% de Gordura, 22% de Proteína, 3% de Carboidratos

Granola Café da Manhã Saudável

Esta é a oferta matinal para seu filho no keto. Seu filho está com pressa de chegar à escola e você acordou tarde demais ou simplesmente quer acrescentar uma dieta leve ao seu café da manhã. Isto é exatamente o que pode atender às suas necessidades. Tudo é feito em não mais de 15 minutos. Digamos que você está fazendo cinco porções, isto é o que você vai precisar;

Ingredientes:

1 xícara de nozes em cubos; 4 pacotes de Splenda; 2 colheres de sopa de óleo de coco derretido; 1 xícara de flocos de coco não adoçado; 2 colheres de chá de canela.

Instruções

- Ligue o forno e aqueça-o a aproximadamente 190°C (374°F)

- Pegue uma tigela e misture todos os seus

ingredientes, mexa-os bem

- Espalhe sua mistura em uma assadeira e leve ao forno, que deve estar muito quente.

- Assar (não deve exceder 10 minutos)

- Depois disso, seu café da manhã estará pronto

Informações nutricionais por porção:

Calorias 458; Gordura: 42,5 g; Proteína: 11,7 g; Carboidrato 13,7 g; Açúcar 2,7g

Salada de Frango com Abacate

Uma receita empolgante para consumir imediatamente. Leva cerca de 11 minutos para se preparar e não mais do que 30 minutos para cozinhar. Isso é cerca de 45 minutos. Agora, vamos assumir que você está se preparando para quatro porções;

Ingredientes:

1 quilo de coxas de frango sem ossos; 3 colheres de sopa de azeite extra virgem; ½ xícara de leite de amêndoa; ¼ xícara de cebola picada; 2 colheres de sopa de suco de limão; 1 colher de chá de orégano; 1 abacate maduro; 2 colheres de sopa de aipo picado; 2 colheres de sopa de coentro; ¼ colher de chá de pimenta do reino

Instruções

- Misturar o orégano e o leite de amêndoas, antes de tudo.

- Pique as coxas de frango desossadas e acrescente a mistura que você obteve do leite de amêndoa.

- Deixar repousar por cerca de 10 minutos e aquecer o forno a cerca de 270°F (132°C)

- Espalhe o frango na bandeja e asse-o.

- Primeiro corte o abacate pela metade, descasque-os e remova a semente. Em seguida, corte-os em cubos enquanto espera que o frango asse.

- Coloque os cubos em uma tigela e regue com suco de limão ou óleo extra virgem sobre eles.

- Agora acrescente aipo, coentro, cebola e pimenta na saladeira e depois misture para emulsionar.

- Quando o frango estiver pronto, retire-o do forno e transfira-o para um prato de servir, cubra o frango com a salada de abacate e sirva.

Informações nutricionais por porção:

Calorias 448; Gordura total: 40, 3g (Gordura saturada: 13, 7g); Proteína: 16, 9g; Carboidrato: 7, 3g; Fibra: 4 ,5g; Açúcar 1, 8g

Gordura 81%, Proteína 16% e Carboidratos 3%

Satay de Frango Grelhado com Molho de Cajú Picante

Esta é outra receita que satisfaz seu café da manhã urgente. Idealmente preparada, é uma refeição que você pode tirar facilmente da geladeira enquanto corre para o trabalho. Leva cerca de 4 minutos para se preparar e não mais do que 20 minutos para cozinhar. Digamos que você está se preparando para 8 porções. Então, você vai precisar:

Ingredientes:

¼ xícara de água, 2 kg de coxas de frango sem osso; ½ colher de chá de pimenta; 1 folha de lima kaffir; 1 colher de chá de alho picado, ¼ xícara de caju assado; 3 colheres de sopa de azeite de oliva extra virgem; 2 colheres de sopa de pimenta vermelha em flocos; 2 colheres de sopa de amina de coco.

Instruções

- Comece cortando as coxas de frango em pequenos cubos

- Em seguida, tempere-os com pimenta

- Coloque os flocos de pimenta e o alho picado no liquidificador, onde você também acrescentará os cajus assados

- Coloque esta mistura de castanhas de caju em uma panela e adicione as folhas de lima kaffir

- Aguarde até ferver e adicione o amino de coco.

- Em seguida, assar o frango, pré-aquecer a grelha, fazer espetinhos com os cubos de frango e mergulhá-los no azeite de oliva extra virgem. Em seguida, colocar os espetos na grelha

- Continue virando o frango de lado até que ele mude de cor e você tenha certeza de que está pronto. Armazená-los ou comê-los imediatamente

Informações nutricionais por porção:

Calorias 451; Gordura total: 33,2 g (Gordura saturada: 8,8 g); Proteína: 32,1 g; Carboidrato: 5 g; Fibra: 0,7 g; Açúcar 1,7 g

Gordura 73%, Proteína 23% e Carboidratos 4%

Aí está! Eu exponho uma realidade muito diferente sobre os alimentos que você pode comer no café da manhã. Eu também poderia acrescentar alguns deliciosos muffins ou biscoitos, mas já os havia incluído em meu primeiro volume desta série dedicada à dieta cetogênica. "PÃO CETOGÊNICO". Espero que você experimente todas estas receitas porque elas são realmente muito saborosas, e então é bom variar suas receitas e experimentar novos pratos. Mas agora é hora do almoço.

8.

RECEITAS DE ALMOÇOS

O que você tem para o almoço? O almoço é sempre um momento importante, quer seja feriado ou dia de trabalho. A maioria das pessoas passa seu almoço no trabalho, portanto é quase impossível cozinhar seu próprio almoço no trabalho. Mas o problema é facilmente resolvido graças a preparação dos alimentos. Então o que você pode preparar que proporcione um impulso extraordinário para enfrentar o resto do dia? O intervalo para o almoço é um momento para relaxar da primeira parte do dia, mas também é uma chance de voltar a estar de bom humor e comer alguma coisa que proporcione aquele "hmmm" agradável. Essa é a melhor maneira de trabalhar com uma nova energia e abordar os problemas de uma nova maneira.

Então, quais são as receitas que sugiro que você acrescente à sua preparação de alimentos para uma semana fantástica.

Bistecas de Porco com Azeitonas

Se você é daqueles que gostam de almoços gordurosos, esse é o seu lugar. Demora cerca de 40 minutos. Bem, suponha que desta vez você se prepare para seis porções, de que provavelmente precisará;

Ingredientes:

6 bistecas de porco, sem ossos e em fatias grossas; 1/4 xícara de caldo de carne; 1/8 colher de chá de canela em pó; 2 dentes de alho picados; 1/2 xícara de azeitonas sem caroço e fatiadas; 8 onças de ragu; 1 colher de sopa de azeite; 2 colheres de sopa de coentro; ¼ colher de chá de pimenta; 1 cebola grande, cortada.

Instruções

- Numa frigideira aqueça o azeite até ficar bem quente.

- Coloque as bistecas de porco e cozinhe até ver que estão prontas quando ficam castanhas claras.

- Em seguida, refogue a cebola e o alho em outra panela, acrescente o caldo e desligue o fogo assim que a cebola amolecer.

- Adicione a carne de porco e outros temperos na mesma frigideira agora

- Adicione o ragu antes de mexer por alguns minutos e cubra por cerca de 20 minutos.

- Armazene ou coma

Informações nutricionais por porção:

Calorias 321; Gordura: 23,5g; Proteína: 19g; Carboidratos: 7,2 g; Fibra: 4,7g; Açúcar 1,7g; Colesterol 69 mg

Salada De Legumes Com Queijo Halloumi Grelhado

Esta é a receita perfeita para vegetarianos em particular. Muito rápido, não leva mais de 10 minutos para cozinhá-lo. Suponha que você esteja preparando para 4 porções; você provavelmente precisa;

Ingredientes:

1 onça de nozes picadas; 2 punhados de rúcula; Sal; vinagre balsâmico; 2 pepinos persas, cortados em círculos com cerca de ½ polegada de espessura; 3 onças de queijo halloumi; 5 tomates uva ou cereja, cortados ao meio; azeite de oliva.

Instruções

- Corte o queijo em três partes e grelhe até ver os restos da grelha.

- Em uma saladeira misture a rúcula, o pepino e o tomate.

- Tempere com azeite e vinagre balsâmico a salada, adicione o sal e misture bem.

- Adicione as nozes e o queijo halloumi grelhado à mistura.

- Seu almoço está pronto.

Informações nutricionais por porção:

Calorias 560; 47 g de Gordura; Proteína 21 g; Carboidratos 9g; 2g de Açúcar.

Curry de Couve-flor Assada

Você tem sorte de roubar 55 minutos do trabalho para ir correndo para casa comer? Aqui está o almoço perfeito para você. O planejamento e o preparo levam cerca de 50 minutos. Suponha que você prepare 6 porções desta vez. Então, você precisará:

Ingredientes:

1 limão; ½ colher de chá de pimenta preta; 1 colher de chá de pimenta caiena; 1 cabeça de couve-flor média; 1 colher de chá de sal marinho; 1 colher de chá de páprica defumada; 2 colheres de sopa de curry amarelo em pó; 2 colheres de chá de raspas de limão; ½ xícara de pinhões

Ingredientes para o Molho: *1 dente de alho; ¼ xícara de tomate, seco ao sol; tomates; 1 colher de chá de coentro; ¼ xícara de azeite; 2 colheres de sopa de queijo feta.*

Instruções

- Espalhe um papel manteiga em uma assadeira. Preaqueça o forno a cerca de 190 ° C (375oF) antes de usar.

- Pegue uma tigela e misture a páprica, limão, curry, pimenta do reino, raspas de limão, iogurte e sal marinho.

- Despeje a mistura sobre a couve-flor

- Coloque a couve-flor na assadeira e leve ao forno. Você tem que deixar assar até que fique marrom claro ou dourada

- Misture os ingredientes do molho (exceto o queijo) e processe no processador de alimentos enquanto a couve-flor assa.

- Depois de processado, transfira a mistura para uma tigela e misture com o queijo feta agora.

- Retire a couve-flor do forno e deixe esfriar um pouco.

- Depois de esfriar, você pode adicionar o molho à couve-flor

Informações nutricionais por porção:

Calorias 348; Gordura: 30g; Proteína: 15g; Carboidratos 13g; Açúcar 3g

Bolinhas de Brócolis com Queijo Mussarela

Você terá um dia agitado até o pescoço e tem medo de não poder dedicar mais do que 10, 15 minutos ao seu almoço? Isso é só para você. Não demorará mais de 5 minutos para prepará-lo.

Ingredientes:

Sal e pimenta a gosto; ¾ xícara de farinha de amêndoa; 4 onças de brócolis frescos; 2 ovos grandes; 7 colheres de sopa de farinha de linhaça; 2 colheres de chá de fermento em pó; 4 onças de queijo mussarela

Ingredientes necessários para o molho: *¼ xícara de maionese; ½ colher de sopa de suco de limão; ¼ xícara de endro picado fresco; Sal e pimenta a gosto.*

Instruções

- Você deve começar cortando os brócolis. Não apenas, é claro, use um processador de alimentos e coloque-os em uma tigela

- Em seguida, deve-se misturar corretamente a farinha de amêndoa, um quarto da farinha de linhaça e o queijo e temperar com sal e pimenta.

- Adicione os ovos e mexa bem, então você deve moldar a mistura em bolinhas

- Você deve fritar as bolinhas a cerca de 370 ° F (187 ° C) até que fiquem marrom claro.

- Em seguida, remova-os com cuidado e coloque-os sobre um prato forrado com toalhas de papel.

- Os brócolis estão prontos; tudo que você precisa fazer é misturar os ingredientes do seu molho e despejá-lo sobre os brócolis

- Em seguida, você serve as bolinhas de brócolis e muçarela

Informações nutricionais por porção:

Calorias 312; Gordura: 23,2 g; Proteína: 18,4 g; Carboidratos: 9,6 g; Açúcar

Frango Desfiado

Pode ser usado em uma ampla variedade de receitas de preparação de alimentos! Pode ser congelado por 3 meses e refrigerado por 3 dias.

Ingredientes:

½ colher de chá de pimenta preta; 2 folhas de louro; 2 dentes de alho cortados ao meio; 32 onças de caldo de galinha (de preferência com sódio reduzido); 4 ½ - 5 libras de coxas de frango sem pele; 4 talos de salsa; 4 raminhos de tomilho

Instruções

- Coloque o frango na panela elétrica de cozimento lento.

- Num pano para queijo embrulhado duplamente, coloque os grãos de pimenta, o alho, a folha de louro, os talos de salsa e os raminhos de tomilho. Amarre o pano para queijo e coloque na panela elétrica

- Despeje o caldo em sua panela elétrica sobre o frango e as ervas embrulhadas.

- Tampe e cozinhe por 7 a 8 horas.

- Descarte as ervas.

- Coloque o frango em uma tigela e deixe os líquidos do cozimento na panela.

- Assim que o frango esfriar, retire os ossos da carne. Use dois garfos para desfiar o frango, adicionando os líquidos de cozimento reservados enquanto desfia, para manter a carne úmida.

- Coe os líquidos restantes e use-os para cozinhar no futuro, se desejar.

Informações nutricionais por porção:

Calorias 115; 4g de gordura; Proteína 19g; Carboidratos 0g; Açúcar 0g.

Legumes Assados

Podem ser refrigerados por até 7 dias.

Ingredientes:

1 colher de sopa de vinagre balsâmico; ¼ colher de chá de pimenta; 1 cebola roxa picada; 1 colher de chá de sal grosso; 2 pimentões vermelhos picados; 2 colheres de chá de tempero italiano; 3 colheres de sopa de azeite de oliva extra virgem; 3 xícaras de abóbora cortadas em cubos; 4 xícaras de brócolis.

Instruções

- Certifique-se de que seu forno seja preaquecido a 218 ° C (425 ° F)

- Distribua a abóbora cortada em uma assadeira com uma colher de sopa de óleo. Asse por 10 minutos

- Prepare outra frigideira com cebola, pimentão e brócolis, pimenta, sal e tempero italiano.

- Adicione a abóbora assada aos vegetais. Para melhor cozinhar, você pode distribuir tudo em duas assadeiras

- Grelhe por 17 a 20 minutos, mexendo 1 ou 2 vezes durante o cozimento. Os vegetais devem ser macios e dourados

- Tempere com vinagre, se quiser.

Informações nutricionais por porção:

Calorias 97; Gordura: 6g; Proteína: 2g; Carboidratos: 11g; Açúcar 4g.

Como observei, são meros exemplos, alguns conhecidos, outros relativamente desconhecidos. Não existe nenhuma regra na terra que diga que você deve seguir os passos que listei ou misturar essas coisas. Primeiro siga as receitas, depois poderá experimentar algumas variações ao seu gosto. Depois do almoço, vamos ver quais petiscos saborosos você pode fazer.

9.

RECEITAS DE SNACKS

Antes de falarmos sobre o jantar, acho que devemos mencionar alguns lanches que podem manter você ocupado enquanto trabalha. É normal sentir fome imediatamente após o café da manhã ou após o almoço. Se não há esperança de jantar cedo, você não deve passar fome. Eu não faço isso. E não acho que seja uma boa ideia, exceto que você esteja em jejum intermitente. Então o que você deveria fazer? Seus snacks. Desta vez, não com aquelas coisas horríveis que todo mundo chama de snacks, que podem estragar toda a sua dieta. Você agora é um ser refinado, comendo coisas refinadas. Seu café da manhã, almoço e jantar não são as únicas coisas que precisam ser refinadas, sua sobremesa e snacks estão incluídos. Quais são as receitas simples que você pode desfrutar?

Torta de Abobrinha com Sêmola

É um tipo de lanche que demora a ser preparado. Mas vale a pena. Você pode mantê-lo por tanto tempo que ainda pode restar um pouco na geladeira mesmo depois de semanas. Demora cerca de 1 hora e 10 minutos. Isso é o que você precisará se estiver preparando para apenas 3 porções.

Ingredientes:

2 libras de abobrinha; 1 quilo de queijo; 5 ovos; 3 onças de manteiga; 3 onças sêmola

Instruções

- Lave a abobrinha e corte-a em pedaços

- Coloque a abobrinha em uma tigela e adicione um pouco de sal

- Misture a sêmola, o queijo e os ovos em uma tigela e, em seguida, adicione a abobrinha

- Coloque um pouco de manteiga em uma panela e deixe derreter.

- Asse a mistura por cerca de 40 minutos, uma vez feito, é isso!

Informações nutricionais por porção:

Calorias 162; Gorduras: 31 g; Proteína: 22 g; Carboidratos: 7g.

Coalhada de Amoras

Você pode refrigerar por 7 dias e congelar por até 3 meses.

Ingredientes:

2 colheres de sopa, suco de limão; 1 xícara de açúcar
12 onças de amoras frescas; 2 gemas de ovo; 2
colheres de sopa, manteiga

Instruções

- Despeje o suco de limão, açúcar e amoras em uma Panela de Pressão Instantânea. Feche a tampa. Pressione ALTA PRESSÃO para cozinhar por um minuto

- Por 5 minutos, execute a liberação de pressão natural. Em seguida, libere rapidamente qualquer pressão restante

- Faça um purê de amora e remova as sementes da melhor maneira possível

- Bata as gemas e junte-as ao puré de amora quente. Despeje de volta na panela de pressão instantânea.

- Pressione SAUTÉ e deixe ferver. Mexa com frequência. Desligue a panela de pressão instantânea e adicione a manteiga.

- Despeje no recipiente de armazenamento e deixe esfriar. Leve à geladeira até a hora de comer!

Informações nutricionais por porção:

Calorias 91; Gorduras: 0 g; Proteína: 1 g; Carboidratos: 2 g; Sódio 11 mg

Bolinhas de Chocolate e Coco

Você pode congelá-las por até 60 dias.

Ingredientes:

½ xícara de nozes pecan; 1 colher de sopa de cacau em pó; ½ xícara de flocos de coco sem açúcar; 1 colher de sopa de leite de amêndoa; 1 colher de sopa de sementes de chia; 1 colher de sopa de peptídeos de colágeno; 1 colher de sopa, óleo de coco líquido; 2 colheres de sopa. Sementes de cânhamo; 8 tâmaras

Flocos de coco extras (opcional)

Instruções

- Bata todos os componentes da receita em um processador de alimentos até ficar bem incorporados

- Faça com a mistura bolinhas de 1 polegada. Cubra com flocos de coco adicionais, se desejar

Informações nutricionais por porção:

Calorias 71; Gorduras: 16 g; Proteína: 7 g; Carboidratos: 21 g; 196 mg de sódio

Bolinhos Picantes de Atum, Alho-Poró e Cenoura

Eles são muito ricos em gordura, esse é exatamente o tipo de petisco que você deseja servir aos seus visitantes chatos. Eles ficariam animados e começariam a falar sobre o sabor e fariam perguntas com muito entusiasmo. O fato de você não ter que andar pela cozinha mexendo no telefone, sentado, em pé e supervisionando é um motivo especial pelo qual adoro esta receita. Demora cerca de 16 minutos a preparação, todo o cozimento é feito em 6 minutos. Suponha que você esteja preparando quatro porções, você precisará do seguinte;

Ingredientes:

1 libra de bife de atum; 2 colheres de chá de alho picado; ½ xícara de alho-poró picado; 2 colheres de chá de flocos de pimenta vermelha; ¼ xícara de cenoura ralada; 2 ovos; ½ xícara de azeite de oliva extra virgem, para fritar

Instruções

- Você deve cortar os filés de atum em cubos e transferi-los para um processador de alimentos

- Misture os ovos com o alho e a pimenta malagueta e adicione tudo junto com o atum no processador de alimentos.

- Adicione o alho-poró picado e a cenoura à mistura e mexa

- Remova a mistura e molde-a em bolinhos fritos

- Despeje o azeite em uma frigideira preaquecida e espere até que o azeite esteja quente antes de adicionar a mistura de bolinhos.

- Em seguida, adicione-os e frite-os por cerca de três minutos

- Após três minutos, retire-os da panela e coloque-os sobre papel absorvente, para retirar o azeite que possam ter acumulado

Informações nutricionais por porção:

Calorias 351; Gordura total: 35,2 g (gordura saturada: 4,3 g); Proteína: 8,4 g; Carboidratos: 2,6 g; Fibra: 0,4; Açúcar 1g

Gordura 90%, Proteína 7% e Carboidratos 3%

10.

RECEITAS PARA O
JANTAR

Para ser honesta, as receitas para o jantar são um pouco diferentes do resto do dia. A principal diferença é que elas são mais apreciadas e mais leves do que outros alimentos. Se você tiver um aperitivo com amigos, sugiro que faça o **Sanduíche Keto Cubano**, que leva cerca de 25 minutos para ser feito.

São necessárias 2 colheres de sopa de cebola branca picada, 1 lote de pães Keto, ½ lb de carne de porco desfiada, ½ lb de queijo suíço, ½ lb de presunto de charcutaria não curado, 6 colheres de sopa de manteiga sem sal, 2 colheres de sopa de mostarda, 2 pepinos grandes, fatiados.

Prepare o pão, depois corte os pães em fatias com o

queijo, carne de porco, cebola, manteiga, mostarda amarela e pepinos. Adicione isto à metade superior do pão que você dividiu em dois. Coloque-o no forno por cerca de dez minutos e você terá um jantar pronto.

É importante ter em mente que o jantar deve ser muito mais leve do que outros alimentos, portanto, lembre-se de comer menos também. Alguns alimentos são digeridos com maior facilidade no jantar, alguns dos quais são os seguintes:

Coxinhas de Frango Grelhadas com Alecrim

Você não deveria precisar de muito mais do que 11 minutos para preparar e leva 40 minutos para cozinhar. Suponha que você esteja se preparando para 4 porções, então você precisará de:

Ingredientes:

1 ½ libra. de coxas de frango; 3 colheres de sopa de alho picado; 1 ½ colher de chá de tomilho; 3 colheres de sopa de azeite de oliva extra virgem; 3 colheres de sopa de vinagre balsâmico; 2 colheres de chá de alecrim picado; ½ colher de chá de pimenta.

Instruções

- Primeiro, você deve misturar o vinagre balsâmico com azeite de oliva extra virgem.

- Adicione os temperos (alho, tomilho, pimenta e alecrim)

- Use a mistura de especiarias para esfregar as coxas de frango e marinar por 15 minutos

- Preaqueça a grelha, coloque as coxas de frango até dourar.

- Enquanto faz isso, pincele o frango com a marinada de vez em quando. Depois de dourar, eles estão prontos para saborear ou armazenar

Informações nutricionais por porção:

Calorias 456; Gordura total: 36,2 g (gordura saturada: 9,1 g); Proteína: 30,5 g; Carboidratos: 2,9 g; Fibra: 0,6; Açúcar 0,1g

Gordura 70%, Proteínas 28% e Carboidratos 2%

Nuggets de Salmão e Espinafre

Por ser extremamente baixo o teor de carboidratos desse lanche é que você vai querer considerá-lo. Demora cerca de 11 minutos para preparar e cerca de 20 minutos para cozinhar. Digamos que você esteja fazendo isso para quatro pessoas, então você vai precisar:

Ingredientes:

1 ovo; 1 xícara de espinafre picado; ½ libra de filé de salmão; ½ colher de chá de pimenta; 3 colheres de

chá de alho picado; ½ xícara de azeite de oliva extra virgem

Instruções

- Aqueça uma panela a vapor por alguns minutos e, em seguida, adicione o espinafre. Não os remova até que estejam muito macios

- Pegue um processador de cozinha e adicione o salmão, o espinafre, o alho e a pimenta e triture tudo.

- Pegue a mistura, acrescente o ovo e mexa

- Agora cozinhe a mistura inteira por cerca de 10 minutos novamente.

- Em seguida, extraia a mistura e forme bolinhos com ela

- Agora, aqueça a frigideira e despeje o azeite extra. Deixe aquecer antes de colocar os bolinhos.

- Cozinhe até dourar

- Coloque-os em um papel para absorver o excesso de azeite

Informações nutricionais por porção:

Calorias 445; Gordura total: 37,8g (Gordura saturada: 6g); Proteína: 25,2 g; Carboidratos: 5,6 g; Fibra: 2,9; Açúcar 0,6 g

Gordura 76%, Proteína 22% e Carboidratos 2%

Tortilha de Aspargos, Havarti e Endro

Toda a receita leva cerca de 20 minutos. Suponha que você esteja preparando tudo para 4 pessoas, você precisará:

Ingredientes:

6 ovos bem batidos; 1 colher de chá de endro seco ou 2 colheres de chá de endro fresco picado; 120 gramas de queijo Havarti cortado em cubos pequenos; 8 onças de aspargos frescos; Pimenta e sal; 1 talo de cebolas verdes fatiadas para guarnecer; 3 colheres de chá de azeite; ⅔ xícara de tomate cereja em cubos

Instruções

- A primeira coisa que você deve fazer é fritar os aspargos em uma panela

- Misture o molho de endro e tomate.

- Deixe cozinhar por cerca de dois minutos antes de adicionar pimenta, sal e os ovos.

- Depois de 1 minuto, você adiciona os cubos de queijo

- Pouco antes de desligar, adicione a cebola fatiada

- Pronto para comer ou armazenar na geladeira

Informações nutricionais por porção:

Calorias 242; Gordura total: 18,3 g; Proteína: 16,0 g;
Carboidratos: 3,7 g; Fibra: 2,9; Açúcar 2,1g

Tigela de Frango com Coco

e Manga

Você pode mantê-lo na geladeira por até 5 dias.

Ingredientes:

¼ xícara de coco ralado; 1 abacate fatiado; 2 xícaras de arroz integral cozido; 4 peitos de frango (cortados ao meio no sentido do comprimento)

Marinada de manga: 1 colher de chá. Sal; 2 colheres de sopa. limonada; 1 colher de sopa de sriracha; 2 dentes de alho picados; 1 colher de sopa de mel; 2 colheres de sopa de azeite; 1 manga

Molho de milho: *¼ xícara de coentro; 1 lata de feijão preto, escorrido; ½ pimentão vermelho picado; ¾ colher de chá de sal; 1 ½ xícara de milho; 1 cebola roxa picada; 1 colher de sopa de suco de limão*

Instruções

- Certifique-se de que seu forno seja preaquecido a 218 ° C (425 ° F)

- Cozinhe o arroz de acordo com as instruções da embalagem.

- No liquidificador, bata todos os ingredientes da marinada de manga até emulsionar.

- Marinar o frango na metade da mistura de manga por 10 minutos.

- Misture os ingredientes do molho de milho

- Na assadeira, coloque o frango e leve ao forno por 15-20 minutos até dourar.

- Corte o frango em fatias e coloque em tigelas, junto com o molho de manga adicional, o molho de milho e cubra com coco ralado e coentro. Coloque o abacate por cima

Informações nutricionais por porção:

Calorias 482; Gordura total: 8 g; Proteína: 34 g; Carboidratos: 72g

Frango Tikka Masala

Pode ser refrigerado por até 7 dias ou congelado por 1 mês.

Ingredientes:

1 ½ libra de peito de frango (cortado em pedaços de 1 polegada, sem ossos, pele removida); 1 xícara de arroz integral; 1 cebola picada; ¼ xícara de coentro; 1 colher de sopa. suco de limão; 1 colher de sopa de gengibre ralado; ⅓ xícara de creme de leite; 2 colheres de sopa de extrato de tomate; 1 xícara de caldo de galinha com redução de sódio; 2 colheres de sopa de manteiga sem sal; 2 colheres de chá de mistura de especiarias; Lata de 28 onças de tomates cortados em cubos; 2 colheres de chá de pimenta em pó; 3 dentes de alho picados; 2 colheres de chá de açafrão

Direzioni

- Cozinhe o arroz em 2 xícaras de água seguindo as instruções da embalagem.

- Derreta a manteiga em uma frigideira. Adicione a cebola e o frango com sal e pimenta.

- Cozinhe por 4-5 minutos até dourar.

- Adicione a cúrcuma, pimenta em pó, garam masala, gengibre e tomate e cozinhe por 1 a 2 minutos, mexendo sempre.

- Adicione o caldo de galinha e os tomates. Leve a mistura para ferver.

- Abaixe o fogo. Em seguida, por 10 minutos, deixe ferver, mexendo ocasionalmente.

- Misture o suco de limão com as natas, aqueça por 1 minuto.

- Coloque o arroz e o frango em tigelas de preparação da refeição e decore com coentro.

Informações nutricionais por porção:

Calorias 215; Gordura total: 9 g; Proteína: 21 g; Carboidratos: 17 g; Fibra: 2,9; 2g de açúcar

11.

RECEITAS DE
SOBREMESAS

Quem disse que o café da manhã, o almoço, o lanche e o jantar são as únicas refeições que podem ser preparadas? Já que você está indo muito longe para iniciar esta jornada, você deve ser recompensado. Nada melhor do que uma boa sobremesa. Claro, lembre-se de que você está sob efeito de Keto, então só consumirá sobremesas cetogênicas.

Agora, quais sobremesas cetogênicas estão em estoque? Muitas, como sempre. Mas eu recomendo ter favoritos que você use regularmente.

Isso torna o preparo das refeições muito mais fácil, economiza custos e evita perder tempo extra com sobremesas depois de gasto tempo suficiente na preparação das refeições principais. Para isso, vou citar apenas quatro aqui, e vou mostrar como fazê-los tão bem que você não terá problemas em fazê-los quando precisar de uma sobremesa.

Geleia Caseira de Cerejas

A preparação leva cerca de 30 minutos. Suponha que você esteja preparando 6 porções, isso é tudo que você precisa:

Ingredientes:

2 xícaras de cerejas congeladas; Stevia a gosto; 3 colheres de sopa de sementes de chia; garrafas esterilizadas com fecho hermético

Instruções

- Você deve cozinhar as cerejas por cerca de 15 minutos em fogo baixo.

- Pressione e misture tudo com uma colher de pau

- Adicione sementes de chia no final do cozimento

- Ferva a água em uma panela e mergulhe totalmente os frascos e tampas vazios por pelo menos 20 minutos para esterilizá-los bem.

- Pegue a jarra enquanto estiver fervendo e despeje a geleia quente, deixando menos de 5 centímetros de espaço da tampa.

Para evitar a entrada de ar nas latas, deve primeiro esterilizá-las e depois fechá-las bem. Isso impedirá o crescimento de bactérias.

Depois de aberta, a geleia deve ser mantida na geladeira e consumida no prazo máximo de dez dias. Aconselho manter os potes no escuro.

Informações nutricionais por porção:

Calorias 183; Gordura total: 31; Proteína: 22 g; Carboidratos: 9g

Biscoitos de Chocolate

Geralmente, leva cerca de 25 minutos a preparação. Para 6 porções, você precisará:

Ingredientes:

½ xícara de óleo de coco; ½ xícara de cacau em pó; 2 ovos; ½ xícara de farinha de coco; Stevia

Instruções

- Pegue uma panela e derreta o óleo de coco com o cacau.

- Pegue os ovos e separe a gema das claras

- Bata as claras e adicione uma pitada de sal

- Agora misture o óleo de coco com o cacau e a gema e as claras batidas

- Depois você deve incluir farinha de coco e stévia

- Use a nova mistura para formar os biscoitos e assar durante 15 minutos

- Você pode consumi-los imediatamente ou mantê-los na geladeira por uma semana

Informações nutricionais por porção:

Calorias 132; Gorduras: 24; Proteína: 12 g; Carboidratos: 4 g

Bolinhas Energéticas de Aveia

Você pode congelá-los por até 1 mês.

Ingredientes:

½ xícara de manteiga de amêndoa; ¼ xícara de sementes de linhaça moídas; 1 xícara de aveia em flocos; ⅓ xícara de mel; ½ xícara de gotas de chocolate

Instruções

- Misture todos os ingredientes da receita

- Forme bolas do tamanho de uma colher de chá em uma assadeira forrada com papel manteiga.

- Congele as bolinhas por 1 hora

Informações nutricionais por porção:

Calorias 71; Gordura total: 16 g; Proteína: 7 g; Carboidratos: 21 g; Fibra: 0,4; Açúcar 1 g; 196 mg de sódio.

Barrinhas de Coco e Canela

Podem ser congeladas por até 3 meses.

Ingredientes:

1/2 xícara de creme de coco; 1/8 colher de chá de canela

Primeira cobertura: *1 colher de sopa de manteiga de amêndoa; 1 colher de sopa. óleo de coco extra virgem*

Segunda cobertura: *1/2 colher de chá de canela; 1 colher de sopa de óleo de coco (extra virgem) ou manteiga de amêndoa*

Instruções

- Forre uma forma de mini pão ou assadeira com papel manteiga.

- Com as mãos limpas, misture o creme de canela e o coco. Em seguida, coloque a mistura em um prato.

- Em uma tigela separada, misture a manteiga de amêndoa e o óleo de coco. Em seguida, você espalha a mistura sobre o creme de coco.

- Coloque no freezer por 5-10 minutos.

- Em uma tigela separada, misture os ingredientes para a segunda cobertura até incorporar. Regue a cobertura sobre as barras e deixe congelar novamente por 10-20 minutos.

- Corte em barras e divirta-se!

Informações nutricionais por porção:

Calorias 102; Gordura total: 15 g; Proteína: 2 g; Carboidratos: 2 g

Quer tirar mais proveito de suas sobremesas? Você pode usar todos os ingredientes que viu nessas quatro receitas e se divertir fazendo outras combinações e novas receitas. Não há nada mais divertido do que experimentar algo novo com sua família. O que mais você quer da vida?

CONCLUSÃO

Estou começando a ter esperanças que meus clientes achem muito mais divertido e fácil seguir a dieta cetogênica, agora que eles têm um livro útil que pode lhes dizer a melhor maneira de começar sua dieta.

Lembro-me de citar algumas dicas que a maioria das pessoas pode não pensar, mas que podem ajudar a economizar muito tempo e dinheiro no preparo das refeições. Eu dei aquela sólida lista de coisas que você pode comer e o que você não deve mais ousar. Mencionei os utensílios de cozinha de que você precisa para preparar suas refeições cetogênicas. Depois falamos sobre algumas receitas que você pode usar no café da manhã, almoço, jantar, lanches e até sobremesas. Há mais alguma coisa que você queira saber sobre a preparação de alimentos cetogênicos?

Passe pelas seções novamente, acho que está escondido em uma dessas linhas. Se, como eu, agora você conhece as dicas simples que pode usar ao iniciar a preparação de alimentos cetogênicos, então levante o copo, Kelly diz: Saúde!

PÃO

Cetogênicos

RECEITAS DE PÃO CASEIRO PARA UMA DIETA DE BAIXO TEOR DE CARBOIDRATOS: PÃES, ROLINHOS, PÃO DE FORMA, PÃO DE MILHO, MUFFINS, BOLACHAS, TORTILHAS, PIZZA E RECEITAS SEM GLÚTEN

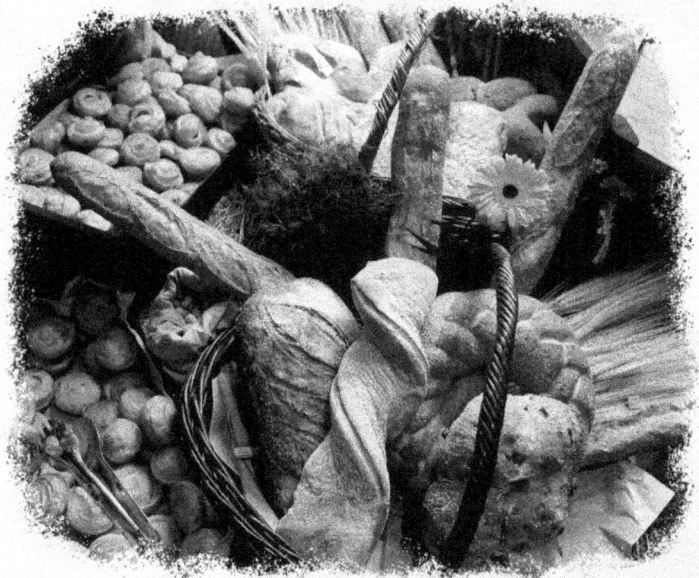

KELLY KETLIS

www.ingramcontent.com/pod-product-compliance
Lightning Source LLC
Chambersburg PA
CBHW050729030426
42336CB00012B/1478

* 9 7 8 1 8 0 1 4 4 9 1 8 2 *